PUBLICATIONS DU *PROGRÈS MÉDICAL*

RECHERCHES

SUR

L'INSUFFLATION DES NOUVEAU-NÉS

ET

Description d'un nouveau Tube laryngien

PAR

ALBAN RIBÉMONT

Ex-interne des Hôpitaux et de la Maternité

PARIS

Aux bureaux du PROGRÈS MÉDICAL | V. A. DELAHAYE et C⁰, libraires-éditeurs
6, rue des Écoles, 6. | Place de l'École-de-Médecine.

1878

RECHERCHES

SUR

L'INSUFFLATION DES NOUVEAU-NÉS

ET

DESCRIPTION D'UN NOUVEAU TUBE LARYNGIEN

PUBLICATIONS DU *PROGRÈS MÉDICAL*

RECHERCHES

SUR

L'INSUFFLATION DES NOUVEAU-NÉS

ET

Description d'un nouveau Tube laryngien

PAR

ALBAN RIBÉMONT

Ex-interne des Hôpitaux et de la Maternité

PARIS

Aux bureaux du PROGRÈS MÉDICAL { V. A. DELAHAYE et Cᵢᵉ, libraires-éditeurs
6, rue des Écoles, 6. { Place de l'École-de-Médecine.

1878

RECHERCHES

SUR

L'INSUFFLATION DES NOUVEAU-NÉS

ET

DESCRIPTION D'UN NOUVEAU TUBE LARYNGIEN

La respiration artificielle est le moyen le plus énergique de rappeler à la vie un enfant né en état de mort apparente. On doit y avoir recours toutes les fois que la fonction respiratoire ne s'établit pas promptement par l'emploi des moyens d'excitation périphérique : frictions, flagellations, titillation de la muqueuse pituitaire, douches, bains chauds, sinapisés, etc...; quelques auteurs même conseillent l'insufflation d'emblée, convaincus que « les excitations périphériques ne suffisent pas, dans l'état de paralysie où se trouve le cerveau, et que l'insufflation redonne immédiatement au sang ses propriétés physiologiques, et rend le cerveau plus propre à ressentir les excitations portées sur les muqueuses, la peau, etc. » (1).

La valeur de la respiration artificielle n'est plus à discuter, aujourd'hui qu'elle a sauvé la vie à des milliers d'enfants. Pratiquée tout d'abord sans le secours d'aucun instrument, la bouche de l'opérateur s'appliquant sur la bou-

---

(1) Bleynie. *Gaz. des hôp.*, 1859, p. 348.

che ou sur l'une des narines de l'enfant, l'insufflation était aussi répugnante qu'imparfaite.

Aussi dès la fin du siècle dernier a-t-on créé un grand nombre d'appareils, qui, tous, sont essentiellement composés d'un réservoir, au moyen duquel on projette de l'air atmosphérique ou de l'oxygène pur (1) à travers une canule introduite dans la bouche ou dans la cavité des fosses nasales.

Trop compliqués la plupart, partant peu commodes, ces appareils avaient, en outre, deux inconvénients sérieux. L'air lancé par eux avait plus de tendance à s'engager dans l'œsophage qu'à pénétrer dans les poumons. D'autre part, il était difficile, sinon impossible, d'aspirer les liquides visqueux parfois mélangés de méconium, qui, chez le nouveau-né, occupent non-seulement l'arrière-gorge, mais souvent remplissent le larynx et la trachée.

Les tubes laryngiens de Fine, d'Albert, de Chaussier, pénétrant jusque dans la trachée, parurent ne présenter ni l'un ni l'autre de ces désavantages. L'instrument imaginé par le médecin de la Maternité (*Fig. 4*) est le seul dont l'usage se soit généralisé en France; on en trouvera dans une thèse publiée en 1818 une description complète. L'auteur, le docteur Dozes la fait précéder de l'appréciation suivante : « C'est un instrument aussi simple qu'ingénieux au moyen duquel on peut faire parvenir l'air dans les poumons par l'ouverture de la glotte, de manière qu'il ne peut refluer ni par l'œsophage, pour s'introduire dans l'estomac, ni par les fosses nasales pour s'échapper au dehors. Cet instrument remplit toutes les conditions exigées » (2).

Il en donne alors une description détaillée : « C'est un tube métallique conique de 18 à 20 centimètres de long....

---

(1) Chaussier. — *Réflexions sur les moyens propres à déterminer la respiration dans les enfants qui naissent sans donner aucun signe de vie, et à rétablir cette fonction dans les asphyxies; et sur les effets de l'air vital ou déphlogistiqué employé pour produire cet avantage. (Acad. Roy. de Méd.* 1780-1781, p. 346).

(2) Dozes, thèse de Paris, 1818, n° 251, p. 27.

aplati sur les côtés afin qu'il ne vacille pas entre les doigts et qu'il s'accommode plus facilement à l'ouverture de la glotte. » La grosse extrémité est arrondie pour recevoir le bout d'un soufflet, ou être placée dans la bouche.

L'autre plus petite, aplatie, et qui doit pénétrer dans les voies aériennes, porte deux yeux latéraux, et se termine par une surface arrondie, mousse. Enfin, à 35 millimètres au-dessus de la petite extrémité, ce tube présente une courbure arrondie, où se trouve placée transversalement une rondelle percée de plusieurs trous qui servent à fixer une petite éponge molle et très-fine.... « par ce moyen l'ouverture du larynx se trouve exactement fermée, *et l'air insufflé doit nécessairement dilater les poumons.....* L'usage de cet instrument est aussi très-facile. »

Le manuel opératoire différait un peu de celui qui est employé de nos jours. Le larynx refoulé en arrière était fixé, maintenu à travers les téguments et les parties molles du cou, entre le pouce et le médius de la main gauche, tandis que l'index de la même main, introduit dans la bouche, déprimait la base de la langue.

Usage très-facile, pénétration assurée de l'air dans le parenchyme pulmonaire, impossibilité de son reflux à l'extérieur ou dans les voies digestives : autant de points de la plus haute importance, autant d'avantages dont la possession eût fait du tube de Chaussier un instrument bien parfait. Dozes nous paraît avoir porté sur lui un jugement trop enthousiaste. Déjà, en 1807, Meunier et Noël de Strasbourg avaient formellement nié qu'une canule courbe comme celle de Chaussier fût d'un facile usage : « Nous avons tenté, disent ces auteurs, l'introduction par la bouche d'une canule courbe pour arriver à la glotte ainsi que l'ont recommandé le professeur Chaussier et plusieurs médecins célèbres. Mais les essais multiples que nous avons faits, de concert avec notre collègue Flamant et M. Lobstein, chef des travaux anatomiques de l'Ecole, ont presque toujours été infructueux.

» Quelques précautions que nous ayons prises, le bec de la canule au lieu de s'engager dans la partie supérieure de la trachée-artère, a presque toujours glissé dans l'œsophage. »

Aussi devant ces insuccès presque constants, Meunier et Noël formulaient-ils cette conclusion trop sévère : « L'incertitude de ce procédé doit entraîner sa proscription. »

En 1829, Leroy (d'Etioles) (1), arrêté par les mêmes difficultés, chercha à rendre la pénétration du tube dans le larynx, moins incertaine. Il imagina, à cet effet, un petit appareil ingénieux, oublié aujourd'hui, qui devait diriger sûrement l'extrémité de la sonde derrière l'épiglotte. Enfin, Marc déclarait, en 1835, que le tube de Chaussier était d'un usage très-difficile, et il lui préférait les simples canules introduites seulement dans l'une des fosses nasales.

L'introduction de la sonde laryngienne n'était pas d'ailleurs le seul temps difficile de l'opération. L'insufflation elle-même ne se faisait pas sans un notable reflux de l'air à l'extérieur, reflux contre lequel on s'efforçait de lutter au moyen de manœuvres complexes sur lesquelles nous reviendrons.

M. le professeur Depaul, souvent mis à même de constater la production de ce reflux, modifia, en 1845, le tube primitif de Chaussier, de façon à rendre plus directe la projection de l'air dans la trachée et les bronches, et à diminuer, de la sorte, les chances de sa déperdition.

Dans ce but, il supprima l'extrémité mousse du tube de Chaussier et remplaça par un simple orifice terminal ses deux ouvertures latérales. L'aspiration des liquides visqueux de la trachée se trouvait par cela même plus assurée; l'orifice terminal étant moins que les yeux latéraux, exposé à être oblitéré par ces mucosités.

Malgré les bons effets de cette modification, le reflux de l'air se produisait encore. Aussi M. Depaul, dans son important mémoire (2), avait-il soin de décrire en détail une

---

(1) Académie des Sciences, 1829.
(2) Depaul.— *Mémoire sur l'insufflation des nouveau-nés.* (*Journal de Malgaigne,* 1845.)

manœuvre analogue à celle déjà employée par Gardien,
Velpeau, Jacquemier, Chailly, etc., et que nous rappelons
plus loin. La petite rondelle garnie d'éponge, plus gênante
qu'efficace, fut ensuite supprimée. Enfin, le tube de Chaussier subit une dernière modification moins heureuse.

La forme de cône aplati que possédait sa portion rectiligne et qui avait pour but d'empêcher l'instrument de vaciller entre les doigts, disparut; on lui substitua un tube
assez grêle et parfaitement cylindrique.

Le tube laryngien actuel (*Fig. 2*) se compose d'une portion
rectiligne longue de 11 centimètres, ayant la forme d'un
cylindre régulier de 5 millimètres de diamètre. Terminée
d'un côté par une embouchure circulaire évasée, en forme
de pavillon de trompette, de 11 millimètres de diamètre,
elle se continue à son autre extrémité par une partie recourbée, sorte de tube aplati latéralement et destiné
à être introduit dans la trachée. Celle-ci offre une longueur
de 5 cent. 1/2, une largeur de 5 millimètres et une épaisseur de 2 ^{mm}. 5. Un orifice unique, elliptique, occupe son
extrémité libre. Son grand axe a 3 ^{mm}. 5, son petit 1 ^{mm}. 5.

La gracilité ainsi que la forme cylindrique de cette
sonde l'exposent à vaciller, à rouler entre les doigts, et
rendent ainsi plus difficile la manœuvre délicate du cathétérisme du larynx; aussi notre excellent ami et ancien
collègue, M. le Dr Pinard a-t-il agi utilement en faisant restituer au tube laryngien la forme conoïde adoptée par
Chaussier (*Fig. 3*). L'introduction est rendue incontestablement plus commode. Mais cet avantage reconnu, nous
déclarons qu'aucun de ces deux modèles n'est plus que le
type primitif à l'abri de tout reproche.

Pour être réellement pratique un cathéter laryngien doit
être construit de telle façon : 1° que son introduction dans
le conduit laryngo-trachéal n'exige pas l'habileté exceptionnelle que peut seule donner une longue pratique, l'opération du cathétérisme laryngien devant être, la plupart du
temps, exécutée par des mains assez peu préparées à le faire;
— 2° que, mis en place, il s'y maintienne sans peine, et pour
ainsi dire de lui-même, sans être exposé à abandonner trop

facilement le larynx pendant l'insufflation ; —3° qu'il permette de débarrasser par aspiration les voies aériennes des liquides visqueux et du méconium qui les obstruent ; — 4° qu'il s'oppose à toute espèce de reflux de l'air ; — 5° qu'il puisse indiquer à tout instant, au début comme au cours de l'opération, s'il n'a pas quitté le larynx, et pénétré dans l'œsophage.

1° *Introduction du tube*. — Les critiques adressées à la sonde de Chaussier, par Meunier et Noël, par Leroy (d'Etioles), par Marc, sont applicables aux tubes actuels. Trop souvent, en effet, ceux-ci font fausse route, et cela, quelque soin qu'on apporte à les diriger méthodiquement.

Naguère encore, notre maître, M. Tarnier déclarait à l'Académie de Médecine que « pour sa part, et malgré son habitude de pratiquer cette opération en suivant les préceptes classiques, il introduit du premier coup, à peu près deux fois sur quatre son tube dans l'œsophage, et que ce n'est qu'après des tâtonnements plus ou moins prolongés qu'il réussit à pénétrer dans le larynx (1). »

Les difficultés qui se présentent sont de deux ordres : tantôt l'extrémité du tube dépassant l'entrée du larynx s'égare dans l'œsophage ; tantôt cette extrémité, quoique bien en rapport avec l'orifice sous-épiglottique de ce conduit, ne s'y engage qu'après avoir accroché les divers points de la muqueuse laryngienne qui font quelque relief sur ses parois. La responsabilité de ces deux écueils appartient, et à la courbure que possède l'instrument, et à la disposition de son extrémité laryngienne.

A. Courbure. La courbure adoptée par Chaussier, et qui n'a pas été modifiée depuis, est défectueuse (*Fig. 1*).

Elle représente le quart d'une circonférence de 35 millimètres de rayon, et ne peut s'adapter à la forme des parties.

Or la sécurité, la facilité d'exécution de tout cathétérisme, pratiqué avec un instrument rigide, dépendent de l'exacti-

---

(1) *Académie de Médecine*, séance du 4 septembre 1877.

tude avec laquelle celui-ci s'adapte à la direction, et à la forme du trajet qu'il doit parcourir.

C'est là un principe dont l'exploration des voies urinaires permet de reconnaître chaque jour l'importance, et dont la connaissance a conduit les chirurgiens à varier autant qu'ils en sentaient le besoin la courbure des sondes uré-thrales. Chaussier paraît l'avoir perdu de vue lorsqu'il a créé son tube laryngien.

Introduit par la bouche, celui-ci s'insinue entre la voûte palatine prolongée par le voile du palais, et la face dorsale de la langue; puis, arrivé au niveau de la base de cet organe, il doit se porter en bas derrière l'épiglotte et descendre ensuite en ligne droite dans le larynx et la trachée. Ce long trajet peut être décomposé en deux portions : l'une antérieure, buccale; la seconde laryngo-trachéale.

Chacune envisagée isolément est invariable dans sa forme ; mais les rapports réciproques de l'une et l'autre sont singulièrement modifiés suivant qu'on les considère dans telle ou telle attitude de la tête de l'enfant.

Ce sont ces rapports que nous avons tout d'abord étudiés.

Lorsqu'on fait congeler un fœtus, en ayant soin de laisser rapprochées les arcades alvéolaires et d'abandonner à elles-mêmes les parties molles du plancher de la bouche, et qu'on pratique ensuite une coupe médiane et antéro-postérieure de la tête et du cou, on a, sous les yeux, la trace exacte du trajet qui nous occupe (*Fig. 4*).

Nous avons ainsi procédé en opérant sur des enfants à terme, ou nés prématurément, dont nous fixions la tête dans une attitude déterminée et différente pour chacun d'eux.

On nous objectera peut-être que l'état de la bouche d'un enfant congelé n'est point assimilable à ce qu'il est chez un enfant en état de mort apparente. Chez celui-ci les tissus mous se laissent déplacer, refouler par le doigt et la sonde; chez lui enfin on peut abaisser à volonté le maxillaire inférieur, et, par suite, tout le plancher de la bouche. Dès lors la portion buccale du trajet, dont la coupe normale affecte la forme d'un espace courbe assez étroit, et à parois sensiblement parallèles, acquiert. avec des dimensions considérables, un aspect complétement différent.

L'objection est spécieuse. Qu'on veuille bien le remarquer en effet, la déformation de la portion antérieure du trajet se fait au dépens de sa paroi inférieure, c'est-à-dire des parties molles ou mobiles qui constituent le plancher de la bouche ; quant à la paroi supérieure formée en avant par le rebord alvéolaire du maxillaire supérieur et plus en arrière par la voûte palatine, elle demeure inflexible, invariable. A ce titre, elle seule mérite considération, car si le tube laryngien peut déprimer la langue, il est en haut fatalement arrêté par la saillie alvéolaire.

Nous pouvons, en conséquence, pour simplifier la représentation du trajet buccal nous borner à figurer sa paroi supérieure. Si l'on compare les tracés de quatre coupes (*Fig. 5*) pratiquées sur des sujets de volume sensiblement égal, et congelés dans des attitudes graduellement variées, il est facile de voir que le conduit laryngo-trachéal a conservé la même direction, tandis que la paroi supérieure de la cavité buccale affecte, par rapport à lui, une direction différente chez chaque sujet. Mais à cause de sa courbure, le tube de Chaussier ne peut facilement suivre un trajet dont une partie est rectiligne. En effet cette courbure est telle, que, pendant l'introduction, lorsque le tube arrive derrière l'épiglotte, son extrémité terminale (la tête de l'enfant étant dans une position intermédiaire à la flexion et à l'extension) répond bien plus au pharynx qu'à l'orifice sous-épiglottique du larynx. Elle ne peut se présenter d'aplomb à l'aire de celui-ci que si la tête est fortement étendue. Dans toute autre attitude elle ne l'aborde que plus ou moins obliquement.

Mais supposons le tube engagé dans l'orifice. Le canal laryngo-trachéal rectiligne est forcé de se mouler sur la partie laryngienne du cathéter qui est courbe ; l'extrémité de ce dernier ne descend point en suivant l'axe du canal, mais en se mettant en contact avec ses parois.

Toutes ces erreurs de direction seraient sans influence sur la facilité d'introduction du tube, si son extrémité glissait facilement sur les tissus. C'est ce qui a lieu avec le tube de Chaussier. Il n'en est pas de même lorsqu'on emploie les tubes actuels.

Entre ceux-ci et celui-là, il existe, au point de vue de leur progression à travers les organes, la même différence qu'entre une sonde uréthrale à extrémité mousse et une autre à bout coupé. Celle-ci, tout le monde le sait, parcourt l'urèthre moins aisément que celle-là.

Il suffit, pour s'en convaincre, de promener l'extrémité de l'un et de l'autre tube sur les téguments de la paume de la main ou, ce qui est plus démonstratif encore, de chercher à l'insinuer entre les premières phalanges de l'index et du médius de la main tenue fermée.

On reconnaît que l'un (tube à extrémité mousse et dont les yeux sont latéraux) glisse doucement et pénètre en écartant les tissus ; tandis que l'autre (à orifice terminal) ne progresse qu'au prix de frottements rudes et péniblement ressentis. Ce qui est appréciable pour la main, est bien plus marqué lorsqu'il s'agit d'une membrane muqueuse tapissant les parois anfractueuses d'un canal étroit.

Un premier écueil existe à l'entrée même du larynx. Chez un enfant nouveau-né, celle-ci se présente sous deux états d'aspect et de dimensions différents, suivant que les cartilages aryténoïdes sont rapprochés jusqu'au contact, ce qui est normal, ou bien qu'ils sont maintenus écartés l'un de l'autre par la présence d'un corps étranger occupant le larynx, ou par le fait d'une pression exercée d'arrière en avant sur la face postérieure des cartilages aryténoïdes et cricoïdes. Dans le premier cas elle offre la forme d'une ellipse obliquement dirigée en arrière et en bas, et limitée en avant par la face postérieure de l'épiglotte, sur les côtés par les replis aryténo-épiglottiques, en arrière par les cartilages aryténoïdes.

Dans le second, cet orifice prend l'aspect d'un triangle dont la base curviligne dirigée en avant est formée par l'épiglotte ; les côtés par les replis aryténo-épiglottiques et le bord supérieur des cartilages aryténoïdes, et dont le sommet répond à l'échancrure limitée par les bords postérieurs des mêmes cartilages.

Chez un enfant à terme de volume moyen, l'entrée elliptique du larynx a 4,5 millimètres d'avant en arrière, et 3,5 millimètres dans le sens transversal. L'écartement des cartilages aryténoïdes porte ces dimensions à 8 millimètres et 7 millimètres. L'exiguïté de l'orifice sous-épiglottique fait qu'il est presque impossible que l'extrémité du tube actuel puisse s'y engager sans se mettre en contact avec les tissus qui le limitent, d'autant mieux qu'elle ne s'y présente pas d'aplomb le plus ordinairement. Tantôt, en effet, l'instrument porté trop en arrière, se met en rapport avec les cartilages aryténoïdes ; tantôt, il dévie un peu sur l'un des côtés, et se trouve en contact avec les replis aryténo-épiglottiques.

Dans ces conditions, la forme de l'extrémité du tube exerce sur les conditions de sa progression une influence marquée : mousse, elle pénètre doucement entre les cartilages aryténoïdes, en les écartant sans violence, ou bien elle glisse sans peine sur les replis aryténo-épiglottiques, puis le long des parois du larynx. Offre-t-elle par contre un orifice terminal, elle n'avance qu'en *accrochant*, en *raclant* les tissus.

Si émoussés, en effet, que soient les bords de cet orifice (et le plus souvent ils le sont d'une façon insuffisante), la muqueuse du larynx ne manque pas de se plisser et de faire hernie à travers l'ouverture qu'ils limitent, quand ce n'est pas le sommet d'un cartilage aryténoïde qui vient s'y engager.

En arrière, enfin, elle viendra s'arrêter au fond de l'échancrure inter-aryténoïdienne sur le bord supérieur du cartilage cricoïde.

Des différences analogues, bien que moins accusées, se font sentir dans le reste du trajet, où le relief des cordes vocales inférieures devient souvent une cause d'arrêt momentané et de nouveaux frottements.

Tous les tâtonnements auxquels on est exposé sont le plus souvent inoffensifs pour les organes du fœtus. Mais, ne peut-il arriver, lorsque la main qui dirige l'instrument n'agit pas avec toute la prudence nécessaire, que la muqueuse soit éraillée ? Ce n'est là peut-être qu'une crainte hypothétique, et nous ne pourrions fournir à son appui aucune preuve nécroscopique; mais nous avons vu plus d'une fois, après l'introduction du tube, les premières mucosités aspirées être striées de filets de sang.

2° *Maintien du tube.* — Pendant toute la durée de l'insufflation qui parfois se prolonge pendant une heure et davantage, on doit renouveler fréquemment les linges chauds dont l'enfant est enveloppé.

A l'occasion des mouvements qui sont alors imprimés à celui-ci, il n'est pas rare de voir le tube se déplacer, quitter le larynx et passer dans l'œsophage. Le même accident se produit également en dehors de ces circonstances, pendant l'insufflation elle-même.

A quoi tient cette instabilité du cathéter? Si l'on n'a pas oublié ce que nous avons dit plus haut du défaut d'adaptation du tube à la forme du canal qu'il parcourt d'abord, et occupe ensuite, on comprendra que les mêmes causes qui avaient rendu difficile l'introduction du tube, vont s'opposer à ce qu'il demeure naturellement en place. La *Figure 6*, rend évidents les défauts de la courbe de l'instrument.

Elle représente la coupe d'un enfant congelé dans la trachée duquel nous avions préalablement introduit le tube actuel.

La tête a gardé le degré d'extension qu'avait nécessité le cathétérisme du larynx.

La cavité buccale est obliquement traversée par le tube, qui, du bord alvéolaire du maxillaire supérieur avec lequel il est en contact, se porte ensuite en bas et en arrière vers le larynx en s'écartant de plus en plus de la voûte palatine, tandis qu'il déprime la langue et s'y creuse un sillon.

La raison mécanique de son déplacement est facile à saisir. Supposons-le mis en place et simplement maintenu par le rapprochement des arcades alvéolaires, puis imprimons à la tête un léger mouvement de flexion. Aussitôt la partie de l'instrument qui est à l'extérieur s'abaisse en décrivant une courbe qui force le pavillon à se rapprocher du plan sternal de l'enfant, en même temps que l'on voit apparaître hors de la bouche une portion de la sonde qui y était primitivement contenue. Bientôt on constate que l'extrémité du tube répond à l'œsophage. Le tube de Chaussier, ou le tube actuel — leur courbure identique fait qu'ils se comportent de même façon — agit, dans cette circonstance, comme un levier du premier genre, dont le point d'appui A est formé par le plancher buccal (*Fig.* 7). La résistance R, insignifiante, est représentée par le frottement ou plutôt le glissement de la portion laryngienne du tube contre la paroi postérieure de la trachée et du larynx.

La puissance P est constituée par la pression qu'exerce le bord alvéolaire du maxillaire supérieur sur la portion correspondante de l'instrument. Quand les deux forces P et R se font équilibre, c'est-à-dire qu'aucune pression ne s'exerce sur le tube, celui-ci reste en place, mais il suffit que le bord alvéolaire s'abaisse de quelques millimètres par suite d'une légère flexion de la tête pour que l'équilibre soit rompu et que le mouvement de bascule indiqué se produise. Que la flexion soit plus marquée, et l'extrémité terminale du tube, remontant de plus en plus dans le larynx, finit par en dépasser l'orifice et se porter dans le pharynx.

On ne peut éviter cet accident qu'en exerçant au niveau du pavillon, soit avec la main, lorsqu'on déplace l'enfant, soit avec la bouche lorsqu'on l'insuffle, une pression dirigée en sens opposé, c'est-à-dire de bas en haut et d'avant en arrière. Mais alors on s'expose en voulant seulement maintenir le tube en place, à l'enfoncer peu à peu, jusqu'à la terminaison de la trachée, ou même à l'engager dans une des grosses bronches.

Nous avons recherché sur des coupes, et par de simples dissections la vérification expérimentale de ce fait, et nous avons acquis cette conviction que, non-seulement le tube de Chaussier, dépourvu de sa plaque, peut pénétrer jusque dans l'une des grosses bronches, mais que cela se produit avec une extrême facilité.

Chez un nouveau-né, en effet, le canal laryngo-trachéal mesure, de l'orifice sous-épiglottique à l'éperon de la bifurcation de la trachée, 40 à 45 millimètres en moyenne. D'autre part, de l'orifice buccal à l'entrée du larynx il y a 45 à

50 millimètres en ligne droite. Le tube de Chaussier mesurant 16 à 17 centimètres on sera en droit d'affirmer que son extrémité laryngienne est arrivée à l'origine des bronches lorsqu'il n'en restera qu'un segment de 7 à 8 centimètres hors de la bouche. Il suffit, qu'on le remarque en passant, d'enfoncer l'instrument de 2 centimètres pour abaisser son extrémité, de la partie moyenne de la trachée qu'elle doit occuper, dans une opération bien conduite, jusqu'à la bifurcation de ce canal (*Fig. 8.*)

3° *Reflux de l'air.* — L'air lancé dans le larynx et la trachée, au moyen des tubes actuels, ne pénètre pas en totalité dans le parenchyme pulmonaire. Il se produit toujours, et à chaque insufflation, un reflux du gaz entre les parois de l'instrument et celles du canal laryngo-trachéal. Il existe, en effet, un espace que parcourt l'air pour s'échapper par les voies aériennes, espace dû à ce que le volume du tube est inférieur aux dimensions du canal. L'air qui, pour dilater les vésicules du poumon, doit surmonter les résistances réunies du tissu alvéolaire et des parois thoraciques, trouve au contraire entre le tube et le larynx une voie libre, d'où son reflux en dehors des voies respiratoires. Une résistance inférieure à celle qui existe en réalité suffirait à produire le même résultat.

Si l'on enlève avec soin les organes thoraciques d'un enfant né mort en conservant en outre le larynx, et qu'on insuffle ensuite les poumons au moyen du tube actuel introduit jusqu'auprès de la terminaison de la trachée, on s'aperçoit qu'en soufflant avec une force modérée, l'air reflue presque en totalité et ne pénètre que dans de rares lobules.

Avec une insufflation plus forte, un plus grand nombre de ceux-ci sont dilatés, mais le reflux est toujours considérable, de sorte qu'il est nécessaire de projeter avec force dans la trachée une masse d'air de beaucoup supérieure à la capacité des poumons pour distendre entièrement ces organes. Et cependant dans ces expériences on n'a que la résistance due à l'élasticité pulmonaire à surmonter. Le reflux est donc à plus forte raison inévitable lorsqu'il s'agit d'un nouveau-né en état de mort apparente. Le succès de l'opération est, par suite, compromis non-seulement parce que les poumons sont exposés à ne pas recevoir une quantité d'air suffisante pour les dilater entièrement, mais encore et surtout parce que le reflux de l'air peut être suivi de son introduction dans l'estomac dont la dilatation entrave le jeu du diaphragme et crée un obstacle réel à l'établissement de l'acte respiratoire.

On sait que M. Piorry regarde l'insufflation du tube digestif comme presque aussi rapidement mortelle que celle des poumons portés très-loin. « Dans ce cas, dit-il, le diaphragme ne peut s'abaisser, de là la mort. » On a depuis longtemps cherché à s'opposer à ce reflux. Chaussier avait espéré y parvenir en adaptant à son tube une petite plaque garnie d'éponge ou d'amadou. L'usage ne tarda pas à montrer l'inefficacité de cette disposition.

On eut alors recours à une manœuvre dont on se servait déjà lorsqu'on employait des canules qui ne s'introduisaient que dans la bouche ou les fosses nasales.

Gardien (1), Velpeau (2), Dugès (3), Jacquemier (4), Depaul (5), Chailly (6), la décrivent.

Dubois l'employait à la clinique. Nous empruntons à M. le professeur Depaul la description qu'il en a donnée dans le travail que nous avons déjà cité plus d'une fois :

« Lorsqu'on a constaté que le tube a pénétré dans le larynx, il est *indispensable* de prévenir le reflux de l'air que l'on va pousser, car la plaque circulaire garnie d'éponge qui appuie sur la glotte ne bouche que très-imparfaitement cette ouverture. On peut obtenir ce résultat par deux procédés également bons. Par l'un on se propose de fermer exactement l'entrée du larynx, et c'est avec

---

(1) *Traité complet des accouch.* ; 2° édit., t. III, p. 132.
(2) *Art des accouch.* ; 1re édit., t. II, p. 921.
(3) *Manuel d'obstétrique.*
(4) *Manuel des accouchements*, t. II, p. 766.
(5) *Loc. cit.*, p. 174 et 175 du journal.
(6) *Traité des accouchements* ; 3e édit.; p. 384.

l'extrémité du doigt indicateur porté dans le fond de la bouche qu'on y parvient. Par l'autre que j'ai plus souvent employé, on force l'air à pénétrer dans les voies aériennes en lui fermant toute issue par l'œsophage, la bouche et les narines.

Une pression modérée avec l'instrument sert à appliquer la paroi antérieure de l'œsophage contre la postérieure. Avec le pouce et l'indicateur de chaque main, on pince fortement les lèvres des deux côtés de la canule et on bouche les narines en pressant le nez entre les deux médius relevés. » Cette manœuvre, adoptée par Cazeaux, est généralement employée. On peut donc dire qu'elle est devenue classique.

Elle est cependant fort incommode; et lorsque l'insufflation se prolonge, elle contribue à en faire une opération réellement fatigante. Ce serait, d'ailleurs, se faire illusion que de lui attribuer une valeur absolue. Si, en effet, en fermant le nez et la bouche, on transforme les cavités buccales et nasales en réservoirs, où l'air s'accumule et acquiert une certaine force élastique qui peut venir en aide à sa pénétration dans les poumons, il n'en est pas moins vrai qu'on ne s'oppose pas d'une façon suffisante au reflux.

Le refoulement du larynx et l'aplatissement de l'œsophage qui en serait la conséquence ne paraît pas devoir être plus efficace pour empêcher l'air de s'introduire dans l'estomac.

On a vu l'air aller plus loin. Le fait suivant, rapporté par M. Tarnier à l'Académie (1), le prouve surabondamment : « Un observateur digne de toute confiance (sans cela je ne rapporterais pas ce qu'il m'a affirmé) a été témoin du fait suivant : Dans un pays étranger, après une insufflation prolongée, on s'aperçut que l'air, à chaque nouvelle poussée, s'échappait par l'anus.»

Cette observation, qui n'a pas laissé que de causer

______

(1) *Bulletin de l'Académie de médecine*, n° 36, 1877, p. 956.

quelque étonnement à l'Académie, avait été recueillie à Vienne par notre excellent collègue et ami, M. le Dr Budin. Cette observation n'est pas unique dans la science. Marc (1), cherchant expérimentalement à déterminer la valeur réelle du refoulement du larynx contre l'œsophage, comme moyen d'empêcher l'air de pénétrer dans les voies digestives, écrit :

« Le refoulement du larynx contre l'œsophage réussit moins bien chez le nouveau-né que chez les adultes, et pour peu qu'on force l'insufflation, l'air remplit l'estomac et même les intestins, puisque dans une de nos expériences sur un fœtus de six mois, nous sommes parvenus, en continuant d'insuffler, à faire sortir l'air avec bruit par le rectum. »

Nous savons que l'air n'a pas besoin, pour devenir dangereux, de pénétrer aussi profondément dans le tube digestif. Il suffit qu'il arrive dans l'estomac. Il y peut d'ailleurs être versé directement, à l'insu pour ainsi dire de l'opérateur, lorsque le tube vient à se déplacer pendant l'insufflation et passe dans l'œsophage. Rien ne peut, en effet, l'avertir de ce déplacement sinon le mode de soulèvement de la région épigastrique.

« Quand l'air est poussé dans les voies digestives, un soulèvement considérable de la région épigastrique s'observe tout d'abord et la base de la poitrine n'est soulevée que consécutivement.

» S'il est dirigé, au contraire, dans les organes de la respiration, la dilatation de la poitrine est uniforme et l'abaissement du diaphragme seul produit la saillie de la partie supérieure du ventre (2). »

En admettant qu'il soit toujours loisible à l'opérateur penché sur un enfant recouvert de linges, d'apprécier les indications fournies par le mode de soulèvement du thorax et de l'épigastre, il ne serait averti du danger que tardivement par la distension de l'estomac.

---

(1) *Loc. cit.*
(2) Depaul, *loc. cit.*

Nous espérons avoir démontré : 1° que le tube de Chaussier et que les tubes actuels qui sont une modification du type original, présentent des difficultés d'introduction qui dépendent de leur forme ; — 2° que les mêmes défauts rendent leur maintien en place incertain ; — 3° qu'aucun d'eux ne s'oppose au reflux de l'air ; — 4° qu'avec eux on est prévenu trop tard de la pénétration de l'air dans l'estomac.

Le tube laryngien, que notre maître, M. le docteur Tarnier, a bien voulu présenter en notre nom, à l'Académie de médecine, dans la séance du 4 septembre 1877, offre, sur les tubes actuels, les avantages suivants : 1° son introduction est plus facile ; — 2° son maintien en place n'exige aucune attention particulière ; — 3° il prévient absolument le reflux de l'air ; — 4° il permet de savoir, à chaque moment de l'opération, s'il est toujours dans le larynx. Ce tube, fabriqué par M. Collin, se compose, comme le tube de Chaussier, d'une portion rectiligne et d'une autre recourbée (*Fig. 9*).

La première est formée d'une partie conique DE qui sert d'embouchure, et d'une autre également conique, mais aplatie latéralement CD. Ces deux parties sont réunies par leur base. En ce point existe une double couronne de perles dont les aspérités fournissent, ainsi que la portion CD, une prise solide qui empêche l'instrument de vaciller entre les doigts.

Nous ne croyons pas inutile de donner d'une façon précise les mensurations exactes et détaillées des différentes parties de l'instrument. Il importe, en effet, qu'on ne s'écarte pas du modèle, les modifications les plus légères en apparence pouvant avoir des inconvénients.

Le cône DE, long de 3 centimètres, a 9 mm. de diamètre à sa base, et 5 mm. 5 au-dessus de son sommet tronqué, ce qui donne à l'orifice d'entrée de l'air un diamètre de 4 mm. 5. La partie CD a 5 cent. de long. Les diamètres de sa base ont, l'un 6, l'autre 8 millimètres. Elle se continue par son extrémité C avec la portion recourbée de l'instrument.

RIBEMONT.   2

On a vu plus haut qu'une courbe différente répondait à chacune des attitudes données à la tête de l'enfant. Une attitude intermédiaire à l'extension et à la flexion étant la plus naturelle, celle qu'il est facile de conserver pendant l'opération, a été choisie de préférence à toute autre, et des coupes faites sur des sujets congelés dans cette situation, nous ont donné le tracé, représenté *Fig. 10*. La courbe de notre tube n'est autre chose que sa reproduction exacte.

Ainsi que lui, il comprend une portion buccale BC, et une portion laryngienne AB. La première, formée par un tube cylindrique, présente une double courbure, moulée sur la saillie du bord alvéolaire et sur la concavité de la voûte palatine. La seconde a la forme d'un cône très-court, aplati sur les côtés et séparé d'un bouton terminal arrondi, par un léger étranglement circulaire, sur le contour duquel, et regardant la concavité de la courbure, se trouve situé l'orifice de sortie de l'air O, *Fig. 9* et *11*.

Cette portion laryngienne AB a une longueur totale de 26 millimètres, depuis la base du cône jusqu'au bouton terminal. Le grand axe de la base a 7 millim., le petit 6. Les dimensions du bouton terminal sont équivalentes à 2 et 3 millimètres.

1° *Introduction*. Grâce à la courbure véritablement anatomique, et à la disposition de l'extrémité de cet instrument, le premier temps de l'opération est rendu plus facile; quel que soit le procédé que nous ayons employé, nous avons toujours remarqué une différence réelle dans la sûreté et la commodité du cathétérisme laryngien, exécuté comparativement avec les anciens et le nouveau tube. Que nous ayons employé le manuel opératoire de Dozes ou de Velpeau, celui de M. le professeur Depaul, ou celui que nous décrirons plus loin, l'avantage n'est point resté au tube de Chaussier. Ce n'est pas entre nos mains seulement qu'un tel résultat a été obtenu.

M. Tarnier le déclarait à l'Académie. Après avoir essayé comparativement sur des cadavres de nouveau-nés, le tube de Chaussier et le nôtre, il s'était convaincu que le tube ancien pénétrait moins facilement, moins sûrement

que le nouveau, quelque soin, d'ailleurs, qu'il ait pris d'ob
server les règles d'introduction, formulées par M. Depaul.

Un tel témoignage pourrait suffire. Qu'il nous soit per-
mis cependant d'en invoquer d'autres qui, pour être plus
modestes, n'en sont pas moins probants.

Sur vingt-deux élèves de la maison d'accouchement,
prises au hasard et nullement habituées à pratiquer le
cathétérisme du larynx, quinze ont réussi *du premier
coup* à faire pénétrer le nouveau tube dans les organes de
la respiration. Un dernier fait mettra hors de doute l'influence de sa courbure sur le succès de l'opération. Il est
possible, nous dirons plus, il est assez facile avec un peu
d'habitude de l'introduire pour ainsi dire à main levée, et
sans avoir besoin de le guider avec le doigt, en se bornant
à lui faire suivre le dos de la langue sur la ligne médiane.

Souvent sur le cadavre et une fois sur le vivant, nous
avons tenté de pratiquer ainsi le cathétérisme du larynx,
et nous avons réussi sans peine.

OBSERVATION I. — Comb...., 36 ans. 5° grossesse. Bassin
rétréci. Diamètre sacro-sous-pubien 9 c. O. I. D. P. M. Tarnier
extrait au moyen d'une application de forceps l'enfant qui
est volumineux : 3.440 gr. Enfant faible, cyanosé. La bouche et
l'arrière-gorge sont débarrassées d'une quantité considérable
de mucosités. Friction, flagellation. L'enfant semble d'abord
se ranimer un peu, mais bientôt les bruits du cœur se ralen-
tissent. M. Tarnier nous invite à employer notre insufflateur.

Après l'avoir introduit dans le larynx, nous enlevons à trois
reprises, les mucosités qui remplissaient la trachée.

Puis, l'instrument est placé de nouveau dans le larynx, et
cette fois nous opérons à main levée, sans nous guider avec
l'index gauche. L'insufflateur pénètre du premier coup dans le
larynx. Quelques insufflations suffisent pour mettre l'enfant
hors de danger. Les cris sont énergiques, et n'offrent pas la
moindre raucité.

Nous disions, il y a un instant, que le procédé opératoire
que nous préférons diffère de ceux de Dozes, de Velpeau,
de M. Depaul. Voici surtout en quoi : le point de repère
n'est pas le même. Lorsque chez un nouveau-né on introduit profondément l'index jusque dans l'arrière-gorge, et
qu'arrivé à la base de la langue, on cherche à sentir l'épi-

glotte, on dépasse généralément cette lame cartilagineuse sans la reconnaître et le doigt arrive sur les cartilages aryténoïdes qui sont pris pour elle. La consistance de l'épiglotte se rapproche tellement de celles des parties molles environnantes qu'elle se laisse déprimer, refouler comme elles, sans donner une sensation comparable à celle que fournissent les cartilages aryténoïdes.

Ce n'est pas à dire qu'un doigt exercé et très-sensible ne sache la distinguer, mais nous croyons être dans le vrai en soutenant que la plupart des opérateurs, soit inattention, soit inexpérience, la méconnaissent. Cette raison a conduit nos amis MM. les Drs Pinard et Budin à renoncer à se servir de l'épiglotte. Depuis déjà longtemps, dans leur enseignement particulier, ils donnent le conseil d'adopter un autre point de repère. Avec eux nous choisissons pour cet usage les cartilages aryténoïdes.

Ceci dit, voici comment nous procédons : l'enfant est couché sur le dos, la tête placée dans une situation intermédiaire à la flexion et à l'extension, c'est-à-dire dans l'attitude la plus naturelle.

Le tube, saisi de la main droite près de sa grosse extrémité, est tenu comme une plume à écrire. Avec sa portion laryngienne introduite sur la ligne médiane dans la bouche entr'ouverte, on déprime le dos de la langue.

L'index, ou lorsque l'exiguïté de la cavité buccale l'exige, l'auriculaire de la main gauche est placé dans la bouche entre la voûte palatine et l'instrument qui ne doit pas quitter la ligne médiane, puis porté à la rencontre des cartilages aryténoïdes. Ceux-ci reconnus, le doigt conducteur passe derrière eux, de telle sorte qu'au devant de sa pulpe se trouve l'orifice sous-épiglottique du larynx, *Fig. 12.*

Puis on pousse le cathéter jusqu'à ce que son bouton arrive sur la pulpe de l'index, *Fig. 13.* Il suffit de relever alors un peu la portion extérieure du tube pour que le bouton s'engage à coup sûr dans l'orifice d'entrée du larynx.

Le doigt conducteur est retiré en même temps que la portion laryngienne de l'instrument pénètre plus avant dans le canal laryngo-trachéal, et cela, sans difficulté, grâce à la disposition de son extrémité. Si l'on a agi avec douceur, légèreté de main, on sent bientôt que le tube ne pourrait pénétrer plus profondément sans violence. L'instrument est en place, *Fig. 14*.

On pourra se demander ce que devient l'épiglotte dans ce procédé. A aucun temps de la manœuvre, nous ne nous préoccupons en effet de sa situation. Normalement l'épiglotte est relevée, et laisse parfaitement libre et découvert l'orifice sous-épiglottique. Elle ne s'abaisse que sous la pression de l'index, surtout quand on prend pour point de repère cette lamelle cartilagineuse.

Lorsque le doigt est derrière le larynx, l'épiglotte, grâce à son élasticité, se redresse. Mais demeurât-elle abaissée, elle ne gênerait en rien la pénétration de la sonde, et ne risquerait pas d'ailleurs d'être refoulée dans l'intérieur de la portion sus-glottique du larynx. Sitôt, en effet, que l'extrémité du tube arrive sur la face linguale de l'épiglotte celle-ci s'incline à droite ou à gauche et fuit devant l'instrument. Elle se plie alors suivant le sens de sa longueur et reste dressée le long d'un de ses côtés, *Fig. 141*. Dans cette situation elle n'entrave en rien l'insufflation, et l'opération terminée elle reprend sa forme et sa situation normales.

2° *Maintien du tube*. — Une fois introduit le tube peut être abandonné à lui-même, sans que les mouvements, même étendus, imprimés à la tête de l'enfant le fassent sortir du canal laryngo-trachéal. Cet avantage tient uniquement, on le devine, à la courbure. Calculée pour une demi-extension, elle convient encore pour une attitude plus fléchie. Les mouvements de flexion qui sont, nous l'avons dit et démontré, la cause déterminante du déplacement, pour le tube de Chaussier, sont sans influence sur la stabilité du nouvel insufflateur. Ce n'est plus en effet le bord alvéolaire, *Fig. 15*, qui vient alors exercer une pression sur la partie correspondante de l'instrument, mais la voûte palatine, dont la concavité adaptée à la convexité du tube transmet par son intermédiaire, à la face dorsale de la langue et à tout le plancher de la bouche la pression qui résulte de la flexion de la tête. Deux forces inégales, dont l'application se fait normalement à la courbure du tube sont donc directement opposées.

Leur différence agissant dans la même direction que chacune d'elles, c'est-à-dire parallèlement à la partie laryngienne du tube n'a d'autre effet que de tendre à engager un peu plus le cathéter dans les voies aériennes. L'extension de la tête est tout aussi impuissante à provoquer le déplacement. Quel que soit son degré, la direction du conduit laryngo-trachéal reste sensiblement la même. La partie laryngienne de l'insufflateur y demeure donc engagée tandis que la voûte palatine s'éloigne plus ou moins de la partie buccale.

Si au lieu d'abandonner entièrement le tube à lui-même, on le soutient en tenant rapprochées les arcades alvéolaires pendant les mouvements d'extension et de flexion, la même stabilité s'observe, mais l'extension exagérée détermine une saillie en avant de la trachée entraînée par l'extrémité du tube, dont la portion buccale est forcée de suivre la voûte palatine, sans qu'il lui soit possible de glisser ou de s'échapper hors de la bouche. Dans tous ces mouvements, la saillie de l'arcade alvéolaire supérieure répondant à cette partie concave du tube qui se trouve à la réunion des deux portions rectiligne et recourbée, *Fig. 9*, est pour cette dernière portion un obstacle qui l'empêche constamment de se porter en avant et par suite de sortir de la cavité buccale.

La fixité de l'instrument est donc absolue ; elle dépend de sa courbure propre ; et nullement comme on pourrait peut-être l'imaginer de la forme conique de sa portion laryngienne.

3° *Du reflux de l'air.* — Nous avons déjà indiqué la forme de la portion de l'insufflateur qui répond au larynx et à la trachée, et nous en avons donné les dimensions. Il nous reste à en indiquer l'utilité. L'honneur de la disposition particulière qu'elle présente revient à notre bien cher et vénéré maître, M. Tarnier qui nous a prodigué ses conseils et toujours encouragé avec une bienveillance dont nous sommes heureux de pouvoir lui témoigner notre respectueuse gratitude.

Il pensa qu'en dotant la partie laryngienne de l'insufflateur d'une forme conique, on oblitérerait suffisamment le larynx pour prévenir le reflux de l'air, cet écueil de tous les insufflateurs imaginés jusqu'ici.

Mettant à profit cet avis précieux de notre maître, nous avons cherché à déterminer la forme et les dimensions du canal laryngo-trachéal, ce qu'il nous a été facile de faire à l'aide de coupes, *Fig. 16* (1, 2, 3, 4, 5, 6, 7); au moyen d'une empreinte de ce conduit, prise avec de la cire. Nous avons ainsi opéré sur des larynx d'enfants nés à terme ou prématurément.

Les moulages obtenus par ce moyen nous ont servi ensuite à établir ainsi sur des données anatomiques la partie laryngienne du nouvel instrument. Les essais sur le cadavre et plus tard l'emploi sur le vivant ont montré la justesse des prévisions de M. Tarnier.

L'air ne trouvant plus à s'échapper entre les parois du tube et celles du larynx, est forcé de pénétrer jusque dans les dernières ramifications bronchiques, et de dilater les alvéoles pulmonaires en surmontant et leur élasticité et la résistance des parois thoraciques.

En conséquence, la manœuvre compliquée que nous avons décrite précédemment et qui est destinée à empêcher le reflux de l'air n'a plus de raison d'être. L'obstacle au reflux n'est pas un des moindres avantages de l'insufflateur et cette qualité lui appartient bien en propre. Aucun insufflateur, à notre connaissance, n'offre de disposition analogue. Il est, en effet, impossible de lui comparer le tube de Chaussier par cela seul qu'il possède, lui aussi, une forme conique. Pour que ce dernier puisse agir comme notre instrument, en remplissant la glotte, il faudrait qu'il fût enfoncé à une telle profondeur, que son extrémité terminale répondrait alors à la cavité abdominale, car pour trouver sur le tube de Chaussier un point dont les dimensions soient équivalentes à celles de la partie moyenne de notre bouchon laryngien, il est nécessaire de remonter à 10 cent. de son extrémité terminale. Dix centimètres ! et la trachée d'un enfant nouveau-né n'en a que quatre.

L'obturation parfaite de la glotte assurant la pénétration de la totalité de l'air insufflé rend indifférente la situation de l'œil du tube laryngien. Qu'il soit unique ou double, terminal ou placé sur les côtés, peu importe ; l'air ne pouvant plus s'échapper du larynx trouvera une égale facilité, dans tous les cas, à aller distendre les lobules du poumon.

Son siége dans le point le plus étroit du cône laryngien, sur le trajet de la gorge circulaire qui le sépare du bouton terminal, sa situation qui le met en rapport avec les anneaux cartilagineux de la trachée, le préservent de l'oblitération que pourrait amener l'application des parois trachéales sur ses bords, car ceux-ci sont toujours maintenus à une certaine distance de la paroi antérieure du conduit aérien. La colonne d'air sortira librement, et, point important, les mucosités pourront être aspirées avec autant de facilité, ainsi que l'expérience nous l'a démontré.

OBSERVATION II. — X.... accouche le 18 août, à 9 heures 1/2, à la Maternité. Présentation du sommet. L'accouchement a été assez rapide. Mais l'enfant, dont les battements cardiaques s'étaient ralentis vingt minutes environ avant la terminaison, et qui perdait du méconium depuis ce moment, naît en état de mort apparente.

L'enfant est décoloré. Battements cardiaques très-lents et sourds. On pratique l'insufflation avec le tube de M. Depaul. Après une demi-heure de soins assidus, le cœur bat un peu plus vite ; les battements s'entendent mieux. Lorsque nous sommes appelés, le cœur bat 70 ou 80 fois par minute. L'enfant dont les téguments se colorent, vient d'essayer, à plusieurs reprises, un mouvement d'inspiration spontanée, qui ne va pas jusqu'à faire pénétrer de l'air dans les poumons. Nous introduisons notre insufflateur et nous commençons par débarrasser (ce qu'on avait négligé de faire avant nous) les voies aériennes des liquides peut-être mélangés de méconium qui paraissent constituer un obstacle à l'établissement de la respiration. L'aspiration faite avec la poire de caoutchouc débarrasse les voies aériennes, d'un bouchon de méconium auquel son mélange avec des mucosités épaisses, a donné une consistance telle, qu'il est expulsé de l'insufflateur en conservant la forme cylindrique qu'il y a prise. L'enfant fait aussitôt une inspiration brusque qui s'accompagne de gargouillement trachéal, et est suivi d'un cri faible et rauque.

L'insufflateur est réintroduit dans le larynx, et l'on achève de débarrasser le conduit laryngo-trachéal des corps étrangers, qu'il contient encore, et qui sont de même nature que ceux enlevés lors de la première aspiration.

L'insufflation est alors pratiquée. Elle ne s'accompagne plus de gargouillement trachéal. Au bout d'un quart d'heure les inspirations spontanées deviennent assez fréquentes et régulières pour que l'enfant soit considéré comme hors de danger. Le cri est maintenant net et vigoureux. Quatre jours après sa naissance, cet enfant succombe à une double pneumonie lobulaire.

L'autopsie montre que l'inflammation des lobules a été déterminée par la présence dans le tissu pulmonaire de petites masses de méconium. Il n'existe aucune trace d'emphysème pulmonaire.

4° *Diagnostic de la situation du tube.* — Il est enfin une conséquence de l'oblitération parfaite de la glotte, qui ne manque pas de présenter un certain intérêt. Grâce à elle l'opérateur, du début à la fin de l'insufflation, est averti dès que l'instrument quitte le larynx.

Est-il placé dans les voies aériennes, la progression de l'air, sa pénétration dans le parenchyme pulmonaire se font silencieusement, et ne sont révélées que par la dilatation de la cage thoracique. Est-il, au contraire, engagé dans l'œsophage, l'air s'en échappe en produisant un gargouillement sonore caractéristique. On est donc à l'abri d'une introdution inconsciente d'air dans le tube digestif.

Le contact prolongé du tube peut-il avoir pour l'intégrité des cordes vocales quelque danger? Nous n'avons trouvé aucune lésion sur la muqueuse des deux enfants dont nous avons fait l'autopsie et qui n'avaient pu être ranimés, malgré la longue durée de l'insufflation; et chez les sujets rappelés à la vie, la vigueur et la pureté du cri nous ont prouvé que les cordes vocales n'avaient subi aucune lésion capable d'entraver leur fonctionnement.

OBSERVATION III. — Hir..., 26 ans, primipare, accouche le 29 septembre, à 11 h. du matin, à la Maternité. Bassin étroit, diamètre sacro sous-pubien : 10 centimètres. La période d'expulsion dure 8 heures et demie. L'enfant qui pèse 2,425 gr., naît en état de mort apparente. Téguments décolorés. Battements cardiaques à peine perceptibles. L'insufflation, pratiquée avec notre instrument, est prolongée pendant 4 heures sans que celui-ci se déplace. L'enfant n'est pas ranimé.

AUTOPSIE. — Tous les lobules ont été distendus ainsi que le montrent l'examen de la surface du poumon et les coupes pratiquées sur ces organes. La plèvre viscérale n'est soulevée en aucun point. La glotte présente sa forme et ses dimensions habituelles. La muqueuse du larynx, examinée à l'œil nu et à la loupe, ne présente aucune trace d'érosion.

OBSERVATION IV. — So..., 30 ans, secondipare, conformation du bassin normale. Début du travail le 24 octobre, à 4 heures du matin. Présentation de l'épaule droite en AIG. Rupture des membranes à 4 heures 15 du soir.

M. Polaillon pratique à 6 heures la version podalique. Le dégagement des épaules et de la tête présente des difficultés qui arrêtent l'opérateur quelques minutes pendant lesquelles on voit se produire des mouvements d'inspiration prématurés. Enfant volumineux 3,600 gr. Mort apparente. Cyanose.

L'insufflateur est introduit sans peine dans le larynx et l'on aspire tout d'abord, à l'aide de la poire en caoutchouc, les mucosités et le liquide amniotique que les efforts d'inspiration prématurés ont fait pénétrer dans les voies respiratoires. Puis on fait la respiration artificielle. Le tube reste bien en place, la cyanose diminue progressivement, les bruits du cœur, de 60 sont remontés à 110 par minute. La première inspiration spontanée se fait au bout de trois quarts d'heure.

Elle est bientôt suivie par d'autres de plus en plus rapprochées et énergiques. L'insufflateur est retiré. Quelques flagellations suffisent alors pour provoquer les cris de l'enfant.

Leur pureté, leur vigueur témoignent de l'intégrité de l'organe de la phonation.

Emphysème traumatique. — L'emphysème traumatique déterminé par l'insufflation pulmonaire a été depuis déjà longtemps l'objet de recherches expérimentales et d'observations cliniques. Les auteurs ne sont pas toutefois arrivés à des conclusions analogues.

Dans un travail fort intéressant sur l'emphysème, Leroy (d'Etioles) (1) étudiant comparativement les résistances du

---

(1) Recueil de lettres et de mémoires adressés à l'Académie des sciences. Paris, 1844.

tissu pulmonaire chez l'adulte et chez l'enfant, rapporte, entre autres, les expériences suivantes faites sur le fœtus humain. Dans une première série de recherches, Leroy insufflant avec la bouche sept enfants qui avaient vécu de 1 à 15 jours, constate « que l'épanchement d'air entre les parois thoraciques et le poumon ne fut jamais produit; seulement de l'air était épanché sous la plèvre pulmonaire, les lobules du poumon semblaient isolés les uns des autres par de l'air épanché, les cellules pulmonaires étaient en plusieurs points distendues. »

Duméril et Magendie, rapporteurs à l'Académie des sciences du mémoire de Leroy (d'Etioles), confirmèrent ces recherches par de nouvelles expériences. Ils introduisirent un tube à travers une incision faite à la trachée d'enfants ayant vécu seulement quelques heures…....... « l'air, poussé avec beaucoup de force dans la trachée-artère, ne produisit point d'épanchement dans la cavité de la plèvre, quelques bulles apparaissaient seulement çà et là sous la plèvre pulmonaire. »

A son tour, M. Depaul étudie la résistance à la déchirure qu'offre le poumon des nouveau-nés. Il pratique, dans ce but, l'insufflation avec le tube de Chaussier ou une canule introduite dans le larynx, la trachée, les bronches·

« Ces insufflations, dit M. Depaul, étaient faites d'abord doucement, puis avec plus de force, et enfin j'ai constamment terminé mes opérations qui duraient au moins une demi-heure par une vingtaine d'insufflations beaucoup plus énergiques encore. J'ai toujours été frappé de la force avec laquelle il fallait pousser l'air pour produire la dilatation de toutes les vésicules surtout quand on se sert du tube de Chaussier. Du reste, on constate, sous ce rapport, d'assez grandes différences. La densité du tissu pulmonaire est variable et cette condition influe sur sa perméabilité. »

Jamais M. Depaul n'a réussi à déterminer de l'emphysème et cela même en poussant son tube jusque dans l'une des bronches. L'emphysème traumatique existe cependant, et ses lésions ont été constatées par des observateurs dignes de toute confiance.

Le Dr Pinard a présenté, en novembre 1873, à la *Société anatomique*, les poumons de deux enfants nés en état de mort apparente et insufflés par les aides sages-femmes de la Maternité avec le tube actuel. En dehors des lésions asphyxiques : ecchymoses nombreuses sur les poumons, le thymus, le péricarde, etc... voici ce que l'on observait sur les poumons de l'un de ces enfants chez qui l'insufflation avait duré deux heures: « l'air n'avait pénétré que dans un tiers seulement du tissu pulmonaire. Il y avait atélectasie complète dans les deux autres tiers ; de plus, là où l'air avait pénétré, de nombreuses vésicules étaient rompues, car il y avait production d'emphysème interstitiel et sous-pleural. Au niveau de la circonférence des deux lobes inférieurs droit et gauche, les bulles atteignaient le volume d'un pois.» Quant à l'autre enfant, il avait été insufflé pendant six heures. L'autopsie permit de constater les lésions suivantes : lésions asphyxiques. Tous les viscères congestionnés. Pas d'hémorrhagie. L'air avait pénétré dans toutes les vésicules pulmonaires, mais en en déchirant un assez grand nombre, car il y a un emphysème tellement prononcé que la plèvre viscérale est presque complétement soulevée ; l'air a pénétré au niveau du hile, dans le médiastin, et on observe à ce niveau des bulles du volume d'une grosse noisette. Sur la surface des lobes pulmonaires, on observe de petites bulles d'air sous la plèvre qui paraît soulevée par de l'écume ».

Ces deux exemples remarquables d'emphysème traumatique ne sont pas les seuls que M. Pinard ait pu recueillir à la Maternité. Il avait eu antérieurement l'occasion de faire l'autopsie de cinq enfants présentant des lésions semblables.

M. Tarnier, en présence de ces faits, et se souvenant d'observations analogues, chargea M. Pinard de faire quelques recherches expérimentales. En voici la conclusion. Sur des poumons d'enfants *ayant respiré*, il faut déployer une force considérable, quelquefois énorme, pour produire de l'emphysème ; que les poumons soient insufflés détachés ou bien en place, la cavité thoracique n'étant pas ouverte, le résultat est le même.

Mais sur des poumons d'enfants n'ayant pas respiré du tout, alors qu'il y a atélectasie complète, on produit de l'emphysème avec *la plus grande facilité*, et même alors que toutes les vésicules n'ont point encore été dilatées.

L'année précédente, le Dr Budin, avait fait à la Maternité, en présence de M. le Dr Hervieux, dont il était l'interne, une série d'expériences sur des poumons d'enfants qui *avaient respiré* et *vécu plusieurs jours*.

Nous détachons d'une note qu'il a bien voulu nous remettre à ce propos, les passages suivants : « J'ai essayé bien des fois de déterminer la rupture des vésicules pulmonaires, soit en insufflant en même temps les deux poumons, soit en n'opérant que sur l'un des deux ; soit même en insufflant successivement et isolément les différents lobes isolés et détachés du reste de l'organe. Je me servais d'un appareil spécial muni d'un robinet qui permettait de maintenir dans les alvéoles l'air que l'on venait d'y injecter.

L'opérateur pouvait de la sorte se reposer, et recommencer l'insufflation avec une nouvelle force..... D'autrefois, on mettait le poumon en communication avec une grande vessie à parois très-épaisses. Une planche était placée sur cette vessie et lui transmettait une pression égale aux poids du corps de deux personnes: l'air passait avec cette énorme pression dans les deux poumons qui se distendaient considérablement..... Dans toutes ces expériences, au nombre de dix environ, les poumons, qui étaient ceux d'enfants ayant vécu, restèrent intacts. Une fois seulement, il se produisit un peu d'emphysème, la plèvre cependant resta intacte, alors que toutes les vésicules n'étaient point encore dilatées ».

Quelques expériences que nous avons pratiquées confirment entièrement les résultats obtenus par le Dr Pinard. Ils sont, on le voit, en opposition avec les idées généralement admises, d'après lesquelles les poumons atélectasiés jouiraient d'une résistance bien supérieure à celle des poumons d'enfants ayant vécu.

« Lorsqu'on insuffle, dit M. Pinard, les poumons d'un enfant qui n'a pas respiré, on voit l'air pénétrer d'une façon

irrégulière et dilater quelques vésicules seulement, tantôt
dans les parties supérieures du poumon, tantôt dans les inférieures. Ce sont ces vésicules qui vont alors supporter en
grande partie l'effort des autres insufflations, car l'air
éprouvant de la résistance du côté de la masse des vésicules encore affaissées, suit toujours le même chemin, et
pour peu qu'on insuffle avec une certaine force, on voit
l'emphysème se produire.»

Non-seulement les premières vésicules dilatées supportent tout l'effort de la colonne d'air et sont exposées à la
déchirure, mais elles rendent difficile la dilatation des alvéoles voisines par la compression qu'elles exercent sur
leurs parois.

Si au contraire on insuffle les poumons d'un enfant qui
a déjà respiré on voit l'air se répandre dans l'organe tout
entier d'une façon uniforme car là le tissu est élastique, et
comme toutes les vésicules sont gonflées, elles supportent
en commun le choc de l'air et ne crèvent que difficilement.

M. le professeur Lefort avait déjà, dans sa remarquable
thèse inaugurale (1), expliqué les difficultés de produire
l'emphysème par l'insufflation, en montrant que les vésicules pulmonaires se soutiennent réciproquement par leur
distension. Mais cet appui mutuel n'est possible qu'alors
que toutes les vésicules pulmonaires sont uniformément
dilatées et remplies d'air. La théorie et les résultats de
l'expérience sont concordants.

Nous avouons ne pas comprendre en quoi l'établissement de la respiration, c'est-à-dire la mise en activité
fonctionnelle des organes pulmonaires, suffirait pour rendre
ceux-ci fragiles au point que l'inspiration naguère impuissante à les déchirer, deviendrait immédiatement pour eux,
très-dangereuse.

Sans doute, tous les poumons n'offrent pas la même résistance à la distension, et les uns cèdent sous une pression qui n'eût pas suffi à déchirer les autres.

Sans doute, on doit tenir compte des conditions diffé-

______

(1) Thèse de Paris, 1858, p. 34.

rentes résultant du degré d'introduction du tube ; de la direction du courant d'air ; de la présence des mucosités qui peuvent en oblitérant une bronche rendre imperméable tel département du poumon ; et de la force avec laquelle on pratique l'insufflation.

Mais nous devons retenir de tout ce qui précède cette notion importante que l'on peut par l'insufflation rompre les alvéoles pulmonaires d'un nouveau-né, quand il n'a pas encore respiré.

La force nécessaire pour produire la distension de toutes les alvéoles pulmonaires a toujours paru considérable à la plupart des observateurs surtout lorsqu'ils faisaient usage de la sonde de Chaussier, primitive ou modifiée.

Cette force se compose de deux éléments distincts : la vitesse du courant, d'une part ; la quantité d"air injecté, d'autre part. L'une et l'autre n'ont besoin d'être considérables que parce que le tube de Chaussier ne s'oppose pas au reflux. On est alors obligé pour dilater les alvéoles, d'employer une force de beaucoup supérieure à la résistance qu'offre le tissu pulmonaire à la distension.

Leroy (d'Etioles), pratiquant l'insufflation sur des animaux à l'aide d'une sonde introduite à travers une incision de la trachée, déterminait des accidents variables suivant le calibre de cette sonde.

Avec une sonde d'une ligne de diamètre, une mort rapide survenait, avec une autre d'une demi-ligne de diamètre il n'y avait qu'une simple gêne respiratoire, l'étroitesse de celle-ci empêchant que la force d'impulsion fût aussi grande. Dans cette expérience le calibre de la sonde n'entrait pour rien dans la force d'impulsion de l'air si sa vitesse initiale était la même dans l'un et l'autre cas.

La quantité d'air pénétrant dans le poumon, en un temps donné différait seule, et la différence était d'autant plus marquée que la grosse sonde qui fournissait une plus grande masse de fluide s'opposait en outre bien plus à son reflux.

M. Depaul avait remarqué dans ces expériences qu'en se servant d'une sonde en gomme élastique, il avait toujours éprouvé une plus grande facilité à dilater les poumons dans leur totalité qu'avec le tube laryngien.

Ne serait-ce point que celle-là plus volumineuse que celui-ci remplissait mieux la lumière de la glotte? Il suffit, en effet, de fermer à l'air toute voie de retour pour obtenir avec une force très-modérée une dilatation complète du poumon. On peut s'en convaincre expérimentalement. Si le tube de Chaussier étant en place on applique bien exactement sur ses parois celles de la trachée on est surpris de la facilité avec laquelle l'air pénètre dans les poumons et en distend rapidement toutes les alvéoles. Un pareil résultat s'obtient avec le nouvel insufflateur, aussi est-il très-facile d'apprécier la sensation de résistance qu'offrent les parois thoraciques et les poumons, lorsque ces organes sont complétement distendus.

Nous avons dit (page 2) qu'un certain nombre d'appareils se composant d'un réservoir au moyen duquel on projetait l'air atmosphérique à travers une canule introduite dans la bouche ou dans la cavité des fosses nasales, avaient été imaginés et employés vers la fin du XVIII° siècle. Parmi eux nous nous bornerons à citer les divers soufflets de Monro, Pia, Gorcy, Curry, Rouland ; les pompes à air de Goodwyn et Nooth, de Van Marum, de Meunier, Kopp, Dacheux, Marc, etc., etc., renvoyant pour leur description détaillée à l'excellente monographie de ce dernier auteur. Ces appareils sont oubliés aujourd'hui.

Cependant, au lieu de pratiquer l'insufflation avec la bouche, il y a plus d'un avantage, et pour l'enfant et pour l'opérateur, à faire usage d'un réservoir à air. L'air atmosphérique alors employé est, de par sa composition chimique, plus propre à l'hématose que celui qui a traversé les poumons de l'opérateur. Le premier contient 20.09 p. 100 d'oxygène, tandis que le second n'en a plus que 16.03 et possède, en outre, 4.267 d'acide carbonique. Voilà pour l'enfant. Pour l'opérateur, l'insufflation devient en même temps moins pénible, et l'aspiration des mucosités n'excite plus aucune répugnance. La disposition de la partie laryngienne de l'insufflateur nous faisait une loi de n'employer qu'un réservoir calibré d'après la capacité des poumons de nouveau-nés.

Aucun auteur, avant Leroy (d'Etioles), ne s'est préoccupé de cette détermination intéressante. La capacité des soufflets et pompes autrefois employés était de beaucoup supérieure à celle des organes pulmonaires. Leroy (d'Etioles), fit construire un soufflet « gradué pour tous les âges, d'après le volume d'air rendu pendant une expiration sans effort. » Il est regrettable qu'il ne donne aucun chiffre exprimant ces différents volumes.

Nous avons cherché, sur un certain nombre de poumons, à mesurer la quantité d'air expulsé à chaque expiration par l'élasticité pulmonaire, en procédant de la manière suivante. Les deux poumons atélectasiés d'un nouveau-né sont débarrassés de tous les organes attenant à leur hile. On ne conserve que la moitié inférieure de la trachée. Ainsi préparés, ils sont immergés dans une éprouvette graduée contenant une quantité d'eau déterminée.

Nous connaissons de la sorte le volume des poumons en mesurant celui de l'eau déplacée. Les poumons sont alors insufflés jusqu'à ce que les alvéoles soient toutes distendues, puis on les plonge, en cet état d'inspiration, dans le liquide et l'on évalue de la même façon le volume qu'ils ont acquis. Enfin, on fait une troisième opération après avoir laissé l'élasticité du poumon agir et expulser une partie de l'air qu'ils contenaient. Nous savons ainsi le volume des poumons en état d'inspiration et d'expiration. Leur différence exprime le volume d'air nécessaire au jeu du poumon pour une respiration complète.

Première expérience. Enfant mâle. A terme. Poids : 3,450 grammes. Céphalotripsie.

Les deux poumons déplacent 50 c. d'eau, insufflés et laissés en état d'inspiration ils ont un volume égal à 95 c. Il a donc pénétré 45 c. d'air dans les alvéoles.

La trachée est laissée béante ; les poumons reviennent sur eux-mêmes, et expulsent une certaine quantité d'air.

Mesurés alors ils ne cubent plus que 70 c. Il reste, en définitive, 20 c. d'air dans les poumons.

Ces mensurations ont été prises de la même façon chez des sujets de poids différent. Nous résumons les résultats auxquels nous sommes arrivés dans le tableau suivant :

N°s.	SEXE.	POIDS.	ATÉLECTASIE.	INSPIRATION.	EXPIRATION.	DIFFÉRENCE.	OBSERVATIONS.
1	G	3.450	50	95	70	25	
2	F	3.150	50	98	69	29	
3	G	3.940	58	110	85	25	
4	F	2.400	30	68	32	36	Jumeau. Après l'expiration, les poumons tombaient encore au fond de l'eau.
5	G	3.880	43	90	60	30	
6	G	3.150	40	120	84	36	

La quantité d'air que peut recevoir sans danger un poumon d'enfant nouveau-né, oscille entre 25 et 36 centimètres cubes, en moyenne 30 c. 16. Dans ces expériences, nous avons poussé l'insufflation aussi loin que possible sans lésion du poumon. Mais il n'est pas nécessaire, pour rappeler à la vie un enfant, de dilater aussi complètement ses alvéoles. Ne voit-on pas chaque jour l'insufflation pratiquée à l'aide du tube de Chaussier réussir, malgré le reflux qui empêche ordinairement la dilatation de porter sur tous les lobules ?

Ne rencontre-t-on pas chez des enfants morts, quelques jours après la naissance, d'affection étrangère aux organes respiratoires, des lobules encore atélectasiés ? Enfin, ce qui se passe pour la respiration de l'adulte n'autorise-t-il pas à supposer qu'il n'est pas besoin, pour que la respiration artificielle soit couronnée de succès, de porter aussi loin que nous l'avons fait dans nos expériences, la dilatation du parenchyme pulmonaire. Le petit réservoir à air que nous avons fait construire consiste en une poire en caoutchouc noir dont les parois sont assez épaisses pour être fortement élastiques. Le col de ce réservoir porte une garniture métallique qui s'adapte à l'embouchure de l'insufflateur; son fond est percé d'un trou assez large. (*Fig. 17*).

Sa capacité est de 28 centimètres cubes, et l'on peut, par la pression, en expulser 24 à 25 c. d'air, ce qui nous paraît très-suffisant d'après les mensurations qui précèdent et l'expérience que nous allons relater.

EXPÉRIENCE 7. Sur un enfant volumineux né mort, nous enlevons les poumons dont nous mesurons le volume qui égale 50 c.

L'insufflateur fut placé dans le larynx, une première insufflation porte le volume des poumons à 75 c.

Puis l'élasticité pulmonaire réagissant expulsa 10 c. cubes d'air seulement. Il en restait 15 dans les alvéoles.

Les deux lobes supérieurs du poumon droit sont presque entièrement dilatés, à part quelques lobules isolés.

Du côté du poumon gauche le lobe supérieur ne compte que de rares lobules distendus tandis que les quatre cinquièmes du lobe inférieur le sont.

Une deuxième insufflation est pratiquée qui, ajoutant 25 c. au 15 c. restés de la première, porte à 40 c. c. le volume de l'air contenu dans les poumons. Presque toutes les vésicules sont dilatées. L'expiration expulse 24 c. c. d'air il n'en reste donc plus que 16 dans les alvéoles.

Une troisième insufflation ajoutant 25 c. c. aux 16 c. c. précédents; les organes pulmonaires contiennent 41 c. c. d'air.

Toutes les alvéoles de la surface du poumon sont dilatées. A partir de ce moment il s'échappe, à chaque expiration, 24 à 25 c. d'air qui sont remplacés par les 25 c. c. fournis par le réservoir.

En trois ou quatre insufflations, on arrive donc à remplir d'air les poumons sans leur faire courir le danger d'une déchirure. Joulin conseillait l'emploi d'une poire de 125 c. c. de capacité; c'était beaucoup trop: avec un réservoir moins grand, puisqu'il n'expulsait que 90 c. d'air, nous avons produit des lésions.

OBSERVATION V. — Dun..., femme Hab..., 32 ans, primipare, arrivée au terme de sa grossesse entre en travail le 15 août, à minuit. OIGA. Rupture des membranes le même jour à 9 h. du matin. La dilatation est complète à 3 h. de l'après-midi. Terminaison à 3 h. 45. Fille pesant 3,150 gr., en état de mort apparente.

L'insufflateur est introduit sans difficultés, et avec la poire on aspire d'abord des mucosités abondantes qui occupaient la trachée. Puis on pratique la respiration artificielle. Après deux heures de soins, l'enfant est ranimé. Le lendemain, il est atteint de convulsions auxquelles il succombe à 2 h. 30 du soir.

Autopsie. — Les poumons ont été complètement distendus. Mais quelques vésicules d'emphysème sous-pleural sont disséminées sur les bords antérieurs des deux poumons ainsi qu'au niveau des scissures. Le larynx ne présente aucune lésion.

La rapidité du courant, indispensable lorsqu'on se sert du tube de Chaussier, pour lutter avec avantage contre le reflux, devient inutile.

L'air, poussé *lentement*, pénètre régulièrement, dilatant peu à peu toutes les vésicules dans lesquelles il arrive *lentement*. La différence entre la dimension des orifices d'entrée et de sortie de l'air est, en effet, trop insignifiante pour que la vitesse initiale du courant subisse en passant à travers notre tube une accélération notable. Il n'en est pas de même pour les tubes ordinaires.

Il nous reste à indiquer brièvement la manœuvre de l'insufflation pratiquée à l'aide du réservoir en caoutchouc.

1° *Aspiration des mucosités*. — Le tube étant introduit dans le larynx, il est bon de chercher à extraire avant la première inspiration artificielle, les mucosités, les liquides qui, presque toujours, embarrassent les voies aériennes. La poire, saisie de la main droite, est embrassée près de sa garniture métallique par les doigts médius et annulaire. La pulpe du pouce, appliquée sur le fond du réservoir, bouche l'ouverture qui s'y trouve.

Une pression exercée par le pouce comprime alors la poire dans le sens de sa longueur, en chasse l'air, et maintient le réservoir ainsi aplati. Dans cet état, il est ajusté sur le tube. Puis le pouce, sans cesser de boucher l'ouverture, cède peu à peu, et se laisse repousser par l'élasticité de la poire qui se dilate progressivement et reprend sa forme.

Le vide que cette dilatation de la poire fait dans l'arbre aérien, aspire le liquide, les mucosités qui s'y trouvaient, et les force à pénétrer dans le tube. Pour les y engager davantage, autant que pour en attirer une plus grande quantité, on sépare le réservoir du tube laissé en place, et comme la première fois, on l'aplatit pour en expulser l'air, puis on l'adapte de nouveau sur l'insufflateur et l'on fait une seconde aspiration. Lorsque, après trois ou quatre manœuvres semblables, on pense avoir attiré dans l'insufflateur la majeure partie, sinon la totalité des mucosités, tout l'appareil est retiré, et un courant d'air rapide poussé à travers l'insufflateur à l'aide du réservoir, le débarrasse entièrement des liquides visqueux dont il s'était chargé.

2° *Insufflation.* — Les voies aériennes étant désobstruées, l'insufflateur est replacé dans le larynx. La poire est ajustée sur le tube et sera soutenue, comme précédemment par l'annulaire et le médius.

Le pouce est appliqué sur le fond du réservoir et bouche son ouverture. Puis, on comprime lentement la poire dans le sens de sa longueur, et la presque totalité (25 c. sur 29 c.) de l'air qu'elle contenait passe dans les poumons. Au bout d'un instant, le pouce est relevé de manière à laisser libre l'ouverture qu'il bouchait tout à l'heure.

L'expiration se fait grâce aux forces élastiques des poumons et des parois thoraciques aidées ou non par une légère pression exercée avec la main gauche sur la poitrine. Le gaz que contient actuellement le réservoir est, pour sa plus grande part constitué par l'air qui vient d'être expiré par les poumons. Il importe d'en débarrasser la poire; pour cela, celle-ci est saisie et comprimée latéralement au niveau de sa partie renflée entre le pouce et l'index. L'air, s'échappant par l'orifice qui est au fond du réservoir, est rejeté au dehors. On laisse alors la poire se dilater, se remplir d'air athmosphérique propre à être injecté dans les alvéoles du poumon, et l'on se trouve en mesure de pratiquer une nouvelle insufflation.

Conclusions. — De tout ce qui précède, nous nous croyons en droit de conclure que le nouvel insufflateur présente les qualités suivantes : 1º Son introduction est rendue facile grâce à la forme de sa courbure, d'une part; à la disposition de son extrémité terminale, d'autre part ; 2º Sa courbure assure son maintien dans les voies respiratoires de l'enfant pendant toute la durée de l'opération ; 3º Il s'oppose absolument au reflux de l'air hors du larynx ; 4º Il permet d'aspirer aisément les liquides, les mucosités qui obstruent les canaux aérifères ; 5º On sait toujours si le tube est bien placé dans le larynx, ou s'il ne s'est point, par accident, égaré dans le pharynx et l'œsophage; 6º La possibilité de rompre les vésicules pulmonaires en employant pour les distendre un volume trop considérable d'air, et une force d'insufflation exagérée, rend prudent l'usage d'un réservoir à air rigoureusement calibré d'après le volume moyen des poumons des nouveau-nés.

EXPLICATION DES FIGURES.

PLANCHE I. *Fig. 1.* Tube de Chaussier.
    Fig. 2. Tube de Chaussier, modifié par M. Depaul.
    Fig. 3. Tube de Chaussier, modifié par M. Pinard.

PLANCHE II. *Fig. 4.* Coupe médiane antéro-postérieure de la tête et du cou
    d'un enfant.
      1. Voûte palatine.
      2. Langue.
      3. Larynx.
    Fig. 5. Schéma destiné à montrer le degré d'extension de la
    tête nécessaire pour que le tube de Chaussier se
    présente d'aplomb à l'entrée du larynx.

PLANCHE III. *Fig. 6.* Coupe médiane antéro-postérieure, montrant les rap-
    ports du tube de Chaussier introduit dans le larynx,
    avec la voûte palatine, la langue, le canal laryngo-
    trachéal.

PLANCHE IV. *Fig. 7.* Schéma destiné à montrer le mécanisme du déplace-
    ment du tube de Chaussier.
      A. Point d'appui formé par le plancher buccal.
      P, P', P″. Points où s'exerce la pression du rebord
      alvéolaire supérieur.
      R. Point où s'exerce la résistance.
      T, T', T″. Positions successives que prend le tube dont
      le pavillon s'abaisse suivant la direction indiquée
      par la flèche B.

PLANCHE V. *Fig. 8.* Coupe médiane antéro-postérieure, montrant les
    rapports du tube de Chaussier modifié, dont l'extrémité
    terterminale occupait l'origine de la bronche gauche.
      1. Extrémité du tube occupant la bronche.
      2. Crosse de l'aorte.

PLANCHE VI. *Fig. 9.* Insufflateur.
    Fig. 10. Schéma montrant le trajet suivi par l'instrument dans
    le cathétérisme du larynx.
    Fig. 11. Portion laryngienne de l'insufflateur, vue de face.

PLANCHE VII. *Fig. 12.* Schéma montrant la manœuvre de l'introduction de
    l'insufflateur.

Fig. 13. Montrant l'insufflateur au moment où son extrémité 1 arrive au niveau des cartilages aryténoïdes 2.

Fig. 14. Montrant le tube mis en place.

    1. Epiglotte repliée et déjetée sur le côté de l'instrument.

Planche VIII. *Fig. 15*. Montrant le tube ancien et l'insufflateur, superposés au niveau de leur portion laryngienne.

Fig. 16. Coupe horizontale du larynx.

Fig. 17. Poire en caoutchouc.

VERSAILLES. — CERF ET FILS, IMPRIMEURS, RUE DUPLESSIS, 59.

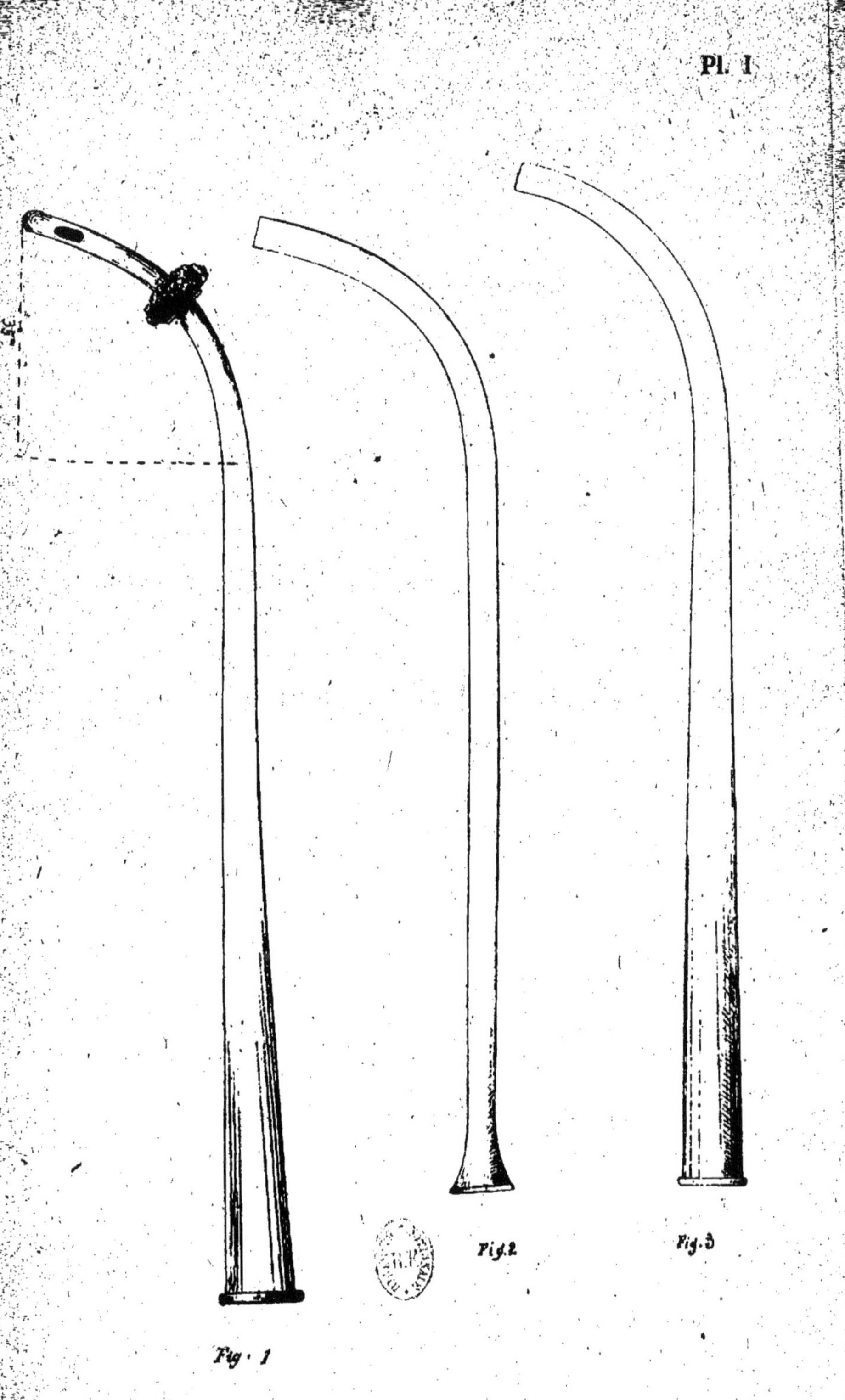
Fig. 1
Fig. 2
Fig. 3

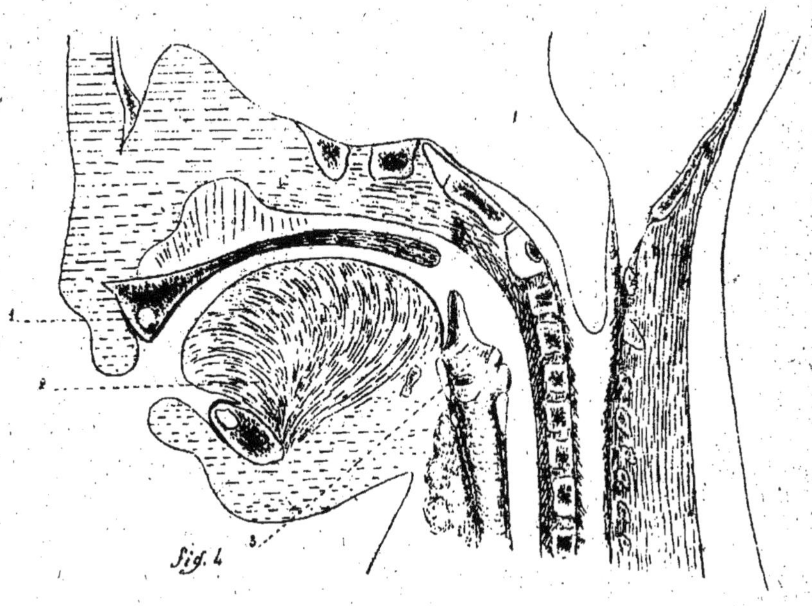

fig. 4

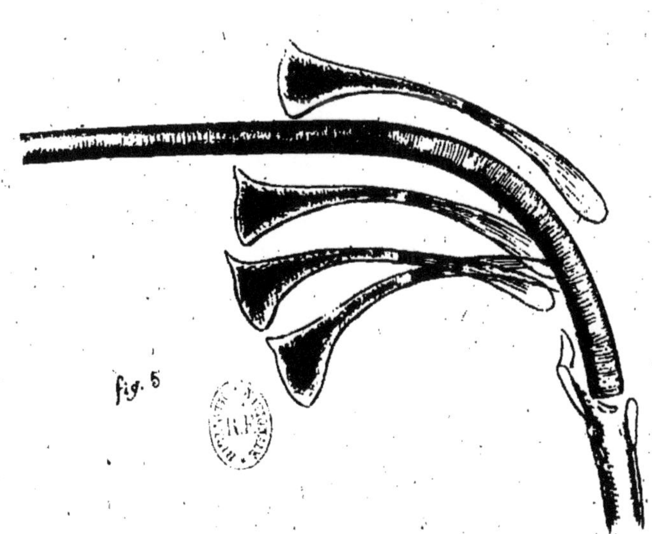

fig. 5

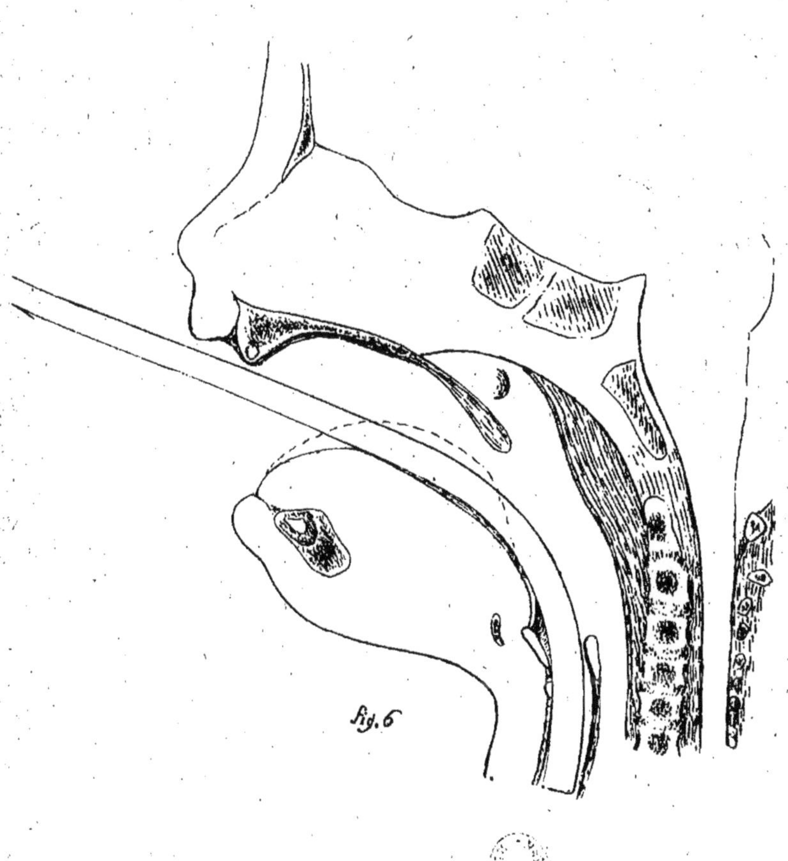

fig. 6

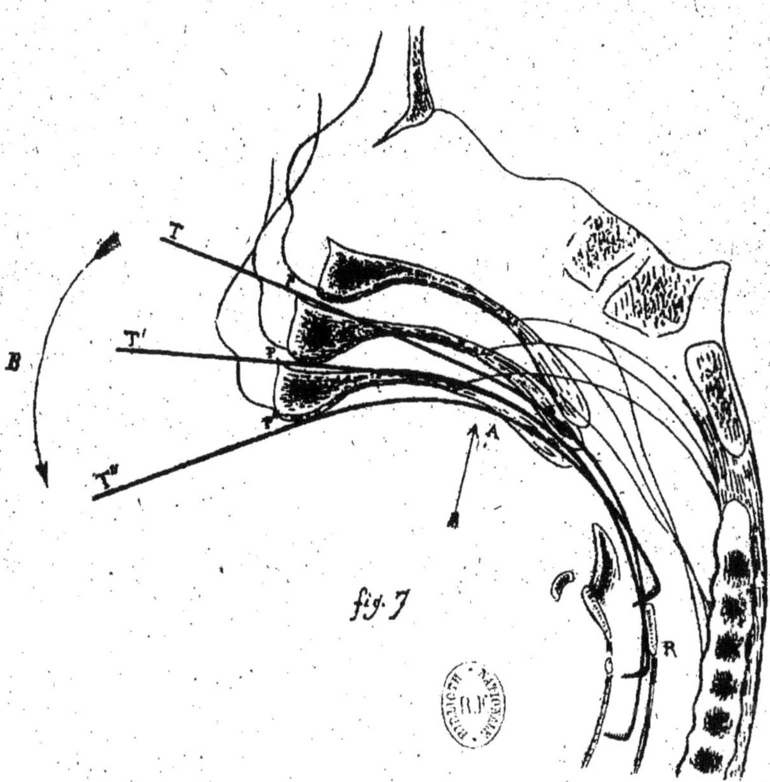

B
T
T'
T"
A
R
fig. 7

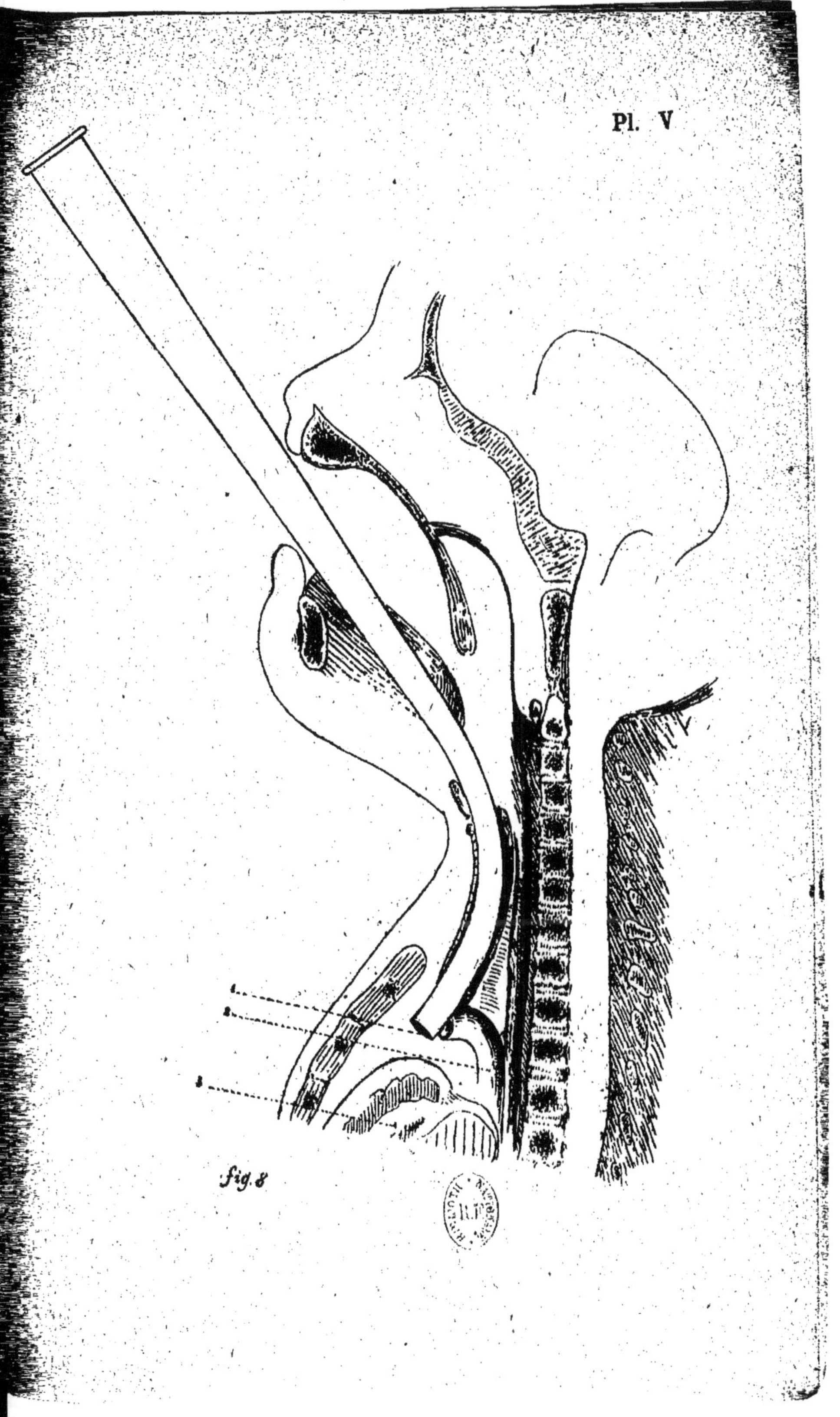

fig. 8

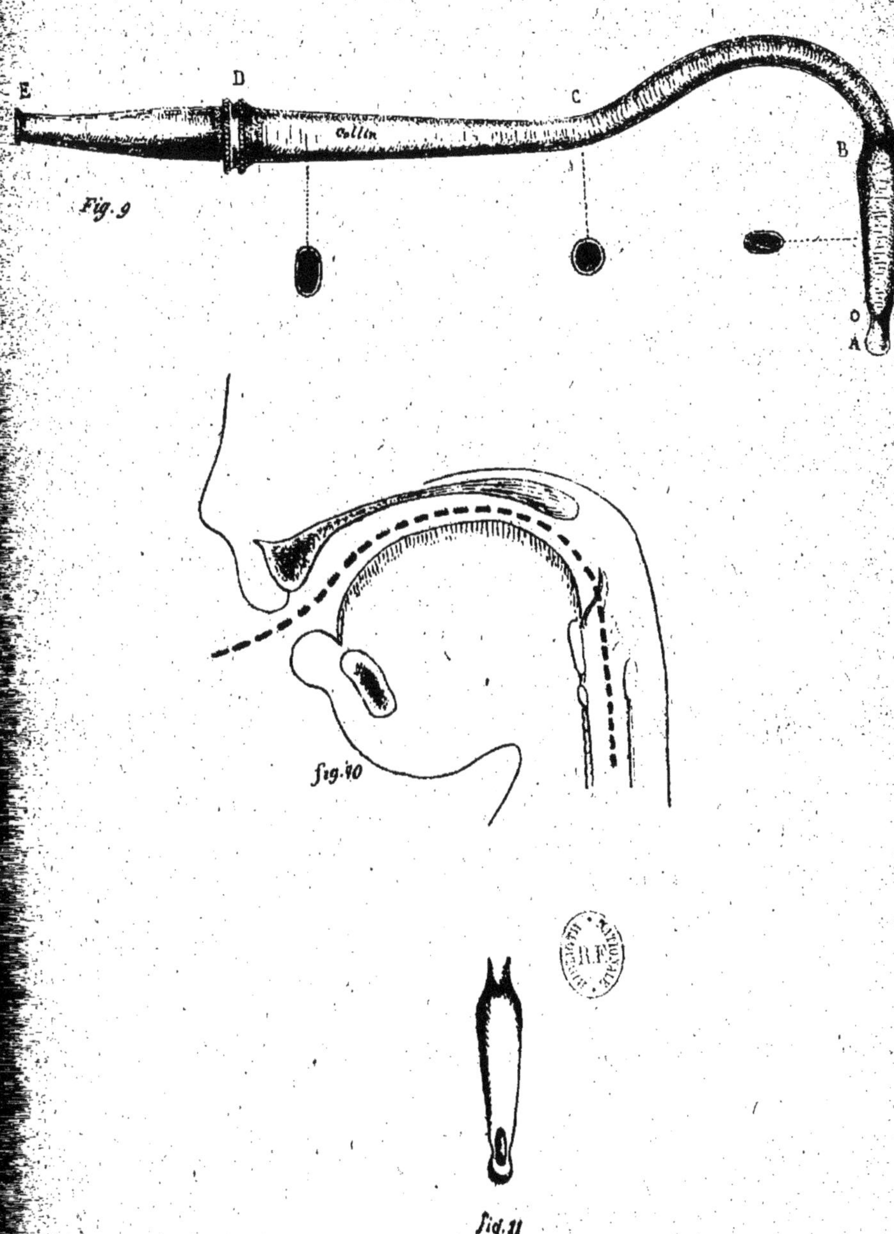
E
D
C
B
O
A
collin
Fig. 9
fig. 10
fig. 11

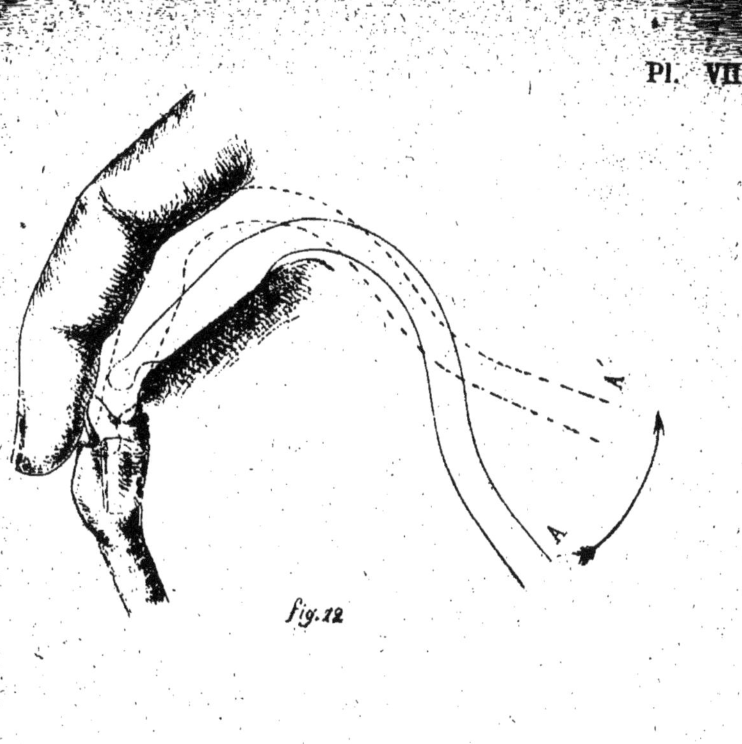

fig. 12

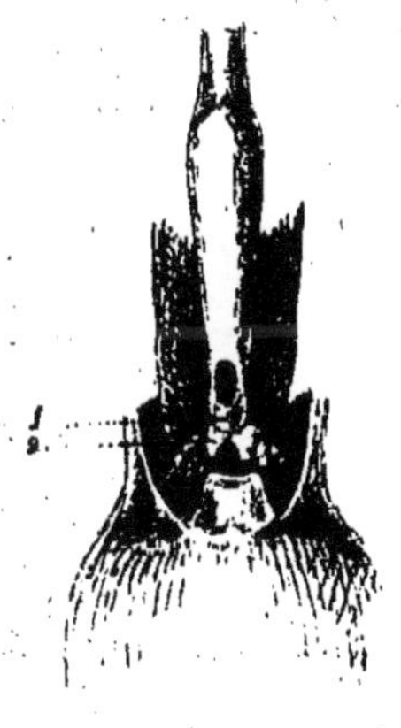

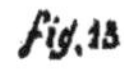
fig. 13

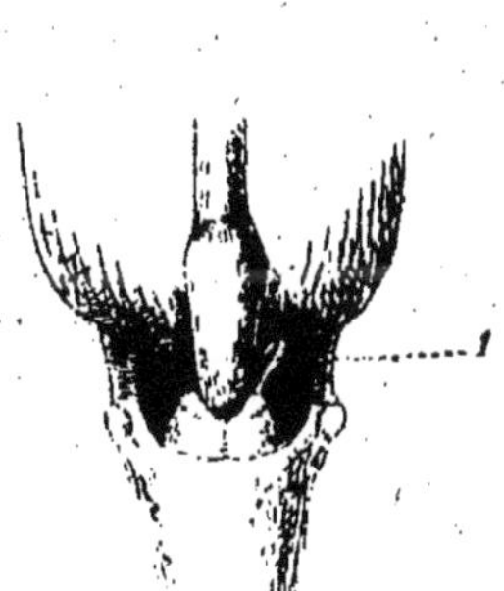

fig. 14

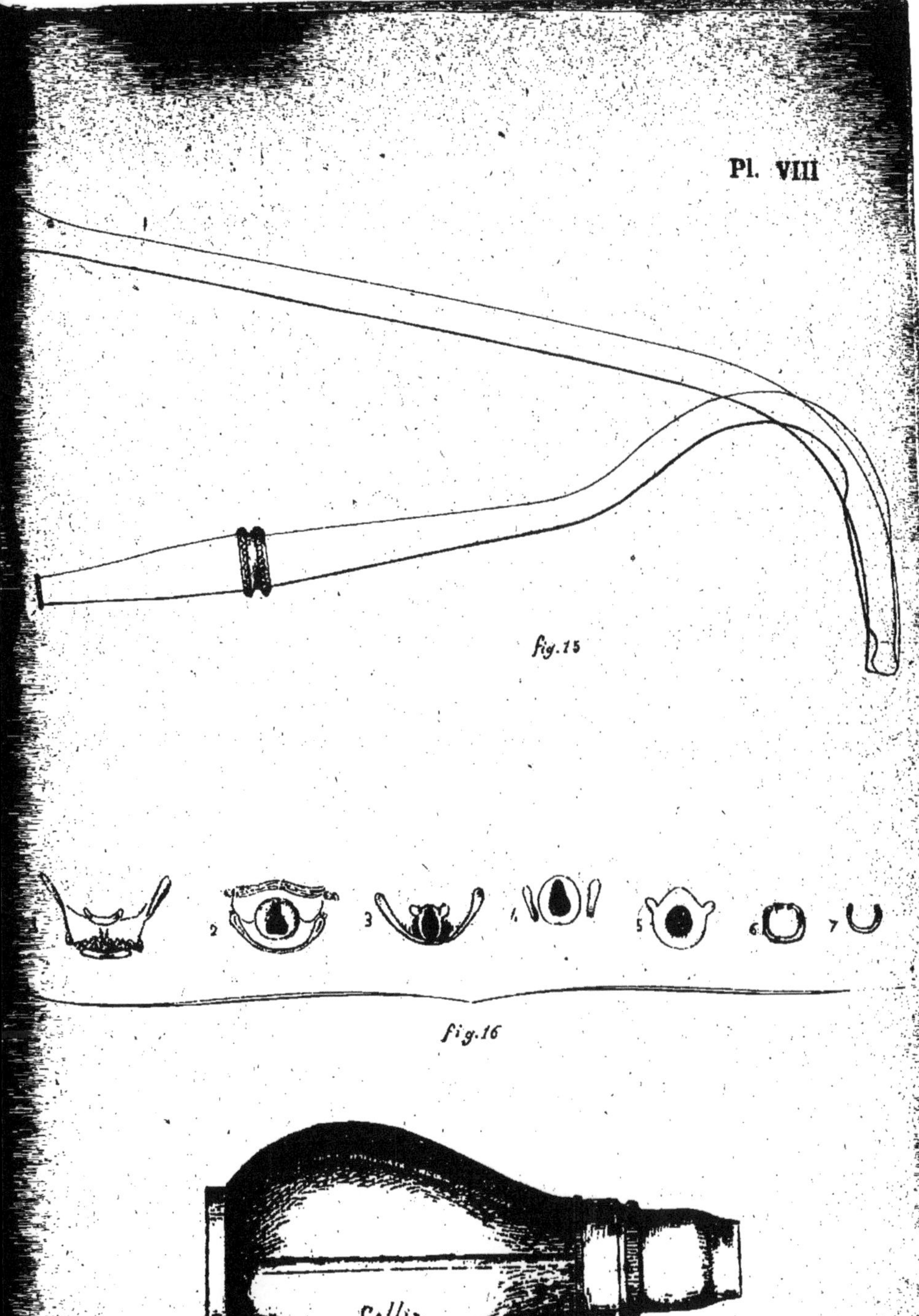
fig. 15
2   3   4   5   6   7
fig. 16
Collin.
fig 17